Politische Partizipation in der Pflege

Hannah Igl · Johannes Lichtenegger
Michael Bossle

Politische Partizipation in der Pflege

Ein Bildungsangebot und Weckruf zur Pflegekammer in Bayern

Springer

Hannah Igl
93133 Burglengenfeld, Deutschland

Johannes Lichtenegger
93049 Regensburg, Deutschland

Michael Bossle
94469 Deggendorf, Deutschland

ISBN 978-3-662-73506-0 ISBN 978-3-662-73507-7 (eBook)
https://doi.org/10.1007/978-3-662-73507-7

Dieses Buch ist eine Open-Access-Publikation.

Die Deutsche Nationalbibliothek verzeichnet diese Publikation in der Deutschen Nationalbibliografie; detaillierte bibliografische Daten sind im Internet über https://portal.dnb.de abrufbar.

Planung/Lektorat: Sarah Busch
Springer ist ein Imprint der eingetragenen Gesellschaft Springer-Verlag GmbH, DE und ist ein Teil von Springer Nature.
Die Anschrift der Gesellschaft ist: Heidelberger Platz 3, 14197 Berlin, Germany

Geleitwort

Als ich mit siebzehn Jahren als Schüler der Fachoberschule ein Pflegepraktikum absolvierte, entdeckte ich ein Thema, das mein ganzes Leben prägen sollte: die Pflege. Aus anfänglicher Pflicht wurde Leidenschaft, später aus einem Beruf eine Berufung. Viele Jahre durfte ich als Krankenpfleger Menschen begleiten, ihre Geschichten hören, ihre Sorgen teilen und mit Kolleginnen und Kollegen gemeinsam Verantwortung tragen. Diese Erfahrungen haben mich geprägt – und sie treiben mich bis heute an.

Heute schaue ich als Caritasdirektor auf die Pflege mit einem anderen Blick: nicht mehr als Pflegender, sondern auch aus der Perspektive eines Arbeitgebers und gesellschaftlichen Akteurs. Ich sehe, wie dringend unsere Gesellschaft gut ausgebildete, engagierte Pflegefachpersonen braucht. Gleichzeitig erlebe ich die wachsenden Herausforderungen: den Fachkräftemangel, die steigende Zahl Pflegebedürftiger und eine Politik, die allzu oft über die Pflege spricht, aber nicht mit ihr.

Pflegefachpersonen sind die größte Berufsgruppe im Gesundheitswesen. Und dennoch erleben sich viele als Empfänger von Vorgaben statt als aktive Gestalter. Das darf so nicht bleiben. Wir brauchen eine starke berufliche Selbstverwaltung, wir brauchen Mitsprache, wir brauchen eine laute und selbstbewusste Pflege. Eine Pflege, die ihren Wert kennt und diesen auch in die Gesellschaft trägt.

Dieses Buch will einen Beitrag dazu leisten. Es soll Pflegefachpersonen ermutigen und befähigen, sich berufspolitisch zu engagieren – sei es in der täglichen Praxis, im öffentlichen Diskurs oder in einer Pflegekammer. Denn nur wenn Pflege ihre Stimme erhebt, kann sie die Rahmenbedingungen verbessern, die für gute Versorgung und menschenwürdige Begleitung bis zum Lebensende notwendig sind.

Mein Wunsch ist klar: dass Pflegefachpersonen ihren Beruf mit Stolz leben, dass sie ihre Rolle in Politik und Gesellschaft einfordern – und dass die Gesellschaft ihrerseits den unverzichtbaren Wert der Pflege anerkennt. Dafür braucht es Wissen, Mut und Solidarität.

Ich freue mich, dass dieses Werk dazu beiträgt, Pflege aufs Podium zu bringen. Denn Pflege muss laut sein. Pflege darf stolz sein. Und Pflege muss sich zeigen.

Regensburg, Deutschland
im Sommer 2025

Diakon Michael Weißmann

Geleitwort

Als mich Caritasdirektor Michael Weißmann im August 2024 um einen Austausch zum Thema Pflegekammer in Bayern bat – gerade erst war ich im Juli zur Vorsitzenden des Bayerischen Landespflegerats gewählt worden – war mir nicht bewusst, dass dies der Anfang von etwas ganz Besonderem war. Zwischen Direktor Weißmann, Prof. Michael Bossle sowie den Kolleginnen Ruth Edenharter, Birgit Renner und mir entstand sofort eine vertrauensvolle Basis. Vor diesem Hintergrund konnten wir in einer Art Thinktank unseren jeweiligen aktuellen Stand zur Pflegekammerentwicklung in Bayern und in Deutschland zusammentragen.

Im Juli 2024 war gerade das aktualisierte Bayerische Pflegendengesetz (BayPfleG) verabschiedet worden, in dem die bayerische Staatsregierung die „Vereinigung der Pflegenden in Bayern" regelt, als Körperschaft des öffentlichen Rechts. Die verantwortliche Regierung sieht darin eine Alternative zu einer Pflegekammer und zeigt damit deutlich, dass es in Bayern am politischen Willen für eine Pflegekammer fehlt. In Niedersachsen (2017–2021) und Schleswig-Holstein (2018–2021) waren die beiden Pflegekammern durch die politischen Verantwortlichen aufgelöst worden und in Baden-Württemberg erklärte im Frühjahr 2024 Sozialminister Lucha nach dem nicht erreichten Quorum (60 % Registrierte in einem Jahr), dass es keine Pflegekammer geben würde. Einzige Lichtblicke sind bislang die beiden bestehenden Pflegekammern in Rheinland-Pfalz (seit 2016) und Nordrhein-Westfalen (seit 2023).

Auf unserem geteilten Wissen aufbauend stellten wir uns die Frage, wie wir die Pflegefachpersonen in Bayern und bestenfalls in ganz Deutschland mit den vorhandenen Ressourcen informieren können, dass sie sich eine Meinung zum Thema Pflegekammer bilden können. Uns ging es ganz explizit nicht darum, einseitig zu informieren, sondern vielmehr alle Diskursstränge darzustellen, um eine eigene Position zu entwickeln und diese bestenfalls zu vertreten.

Diesen Gedanken hat Prof. Bossle mit zu seinen Studierenden genommen. Ich staune noch immer, was durch die Qualifikationsarbeiten von Hannah Igl und Johannes Lichtenegger entstanden ist. Die konsequente Umsetzung des Schulungskonzepts in der Diözese Regensburg machte überdies deutlich, dass hier ein echtes Interesse an mündigen und selbstbewussten Pflegefachpersonen besteht.

Es stimmt mich froh und zuversichtlich, mit meiner Berufsorganisation Caritas-Gemeinschaft für Pflege- und Sozialberufe Bayern e. V. Teil dieses Thinktanks sein zu dürfen. Die Ergebnisse werden auch in den Bayerischen Landespflegerat getragen, denn nach wie vor setzen wir uns mit all unserer Kraft für die Einführung einer Pflegekammer ein, um uns gleichberechtigt in unserem selbstverwalteten Gesundheitswesen einbringen zu dürfen.

Für Bayern wünsche ich mir mutige politische Entscheidungen für eine tragfähige Lösung zur Sicherung der pflegerischen Versorgung der Bevölkerung. Zudem wünsche ich mir Kolleginnen und Kollegen, die auch die berufspolitische Einflussnahme als wichtigen Bestandteil ihrer Arbeit als Pflegefachpersonen erkennen und umsetzen.

Ein herzliches „Vergelts Gott" an alle Mitwirkenden – ganz besonders an Direktor Michael Weißmann für seine weitsichtige Initiative und sein Engagement für die Profession Pflege.

München, Deutschland
im Dezember 2025

Claudia Hauck, M. Sc.

Geleitwort

Im November 2024 erreichte mich die Interviewanfrage von Herrn Lichtenegger. Ziel war die Entwicklung eines berufspolitischen Bildungsangebots zur Schärfung des politischen Bewusstseins von Pflegefachpersonen. Dieses Anliegen habe ich selbstverständlich gerne unterstützt. Im Interview konnte ich meine langjährige Erfahrung in Aufbau, Gründung und Etablierung der Landespflegekammer Rheinland-Pfalz darlegen, meine Anregungen wurden sehr wertschätzend aufgenommen.

Es ist unumgänglich, die oft so stiefmütterlich behandelte politische Bildung in der Pflege zu stärken. Bildungseinheiten in Ausbildung und Studium sind unerlässlich, aber nicht hinreichend. Es braucht permanente berufspolitische Fortbildung im Berufsleben. Dieser Anspruch lässt sich am Beispiel Pflegekammer gut nachvollziehen: Wenn ich nicht weiß, was eine Pflegekammer ist, für was sie gut sein soll, ich aber gleichzeitig verpflichtet werde, Mitglied zu werden und dafür Geld zu zahlen, sträubt sich womöglich reflexartig und emotional alles dagegen. An diesem Punkt stehen viele Pflegefachpersonen noch heute. Pflegefachpersonen müssen unser Gesundheitssystem verstehen, um als Berufsgruppe autonom und selbstbewusst darin agieren zu können. Die Profession Pflege darf nicht zum Spielball politischer Mächte werden. Pflegepersonen scheinen oftmals von Partikularinteressen wie z. B. dem eigenen Portemonnaie dominiert. Sie bemerken dabei nicht, dass sie instrumentalisiert werden. Die leicht zu beantwortende Frage ist, ob die aktuellen Entscheider einen weiteren Akteur am Tisch sitzen haben wollen (oder nicht).

Der Heilberuf Pflege wurde als solcher bereits im Grundgesetz legitimiert. Unser Sozialstaat funktioniert nach drei Grundprinzipen: Erstens dem Subsidiaritätsprinzip. Es beinhaltet die Steuerung der pflegerischen Belange, sie soll am besten bei denen belassen werden, die sich am besten damit auskennen, nämlich dem Heilberuf Pflege. Zweites Prinzip ist das korporatistische Gesundheitssystem, es konstituiert sich aus staatlich eingesetzten Organisationen wie z. B. gesetzlichen Krankenkassen oder eben Pflegekammern als Körperschaften des öffentlichen Rechts. Erst diese staatliche Legitimation ermöglicht den Berufsangehörigen konkrete politische Mitwirkungsrechte, echte Partizipation und Einfluss auf Entscheidungsprozesse im Gesundheitssystem. Das dritte Prinzip ist die demokratische Legitimation, die sich sowohl in der Pflichtmitgliedschaft aller Berufsangehörigen als auch in der Eigenständigkeit gegenüber dem Staat, der Selbstverwaltung, wie in der Pflegekammer, ausdrückt. Andere Organisationen der Pflege sind nur auf Zuarbeit für staatliche Instanzen beschränkt, die dann entscheiden. Diese Autonomie ist nicht umsonst zu haben.

Nur wenn alle Pflegefachpersonen als Mitglieder ihre Pflegekammer selbst bezahlen, gestalten und entscheiden sie ihre beruflichen Angelegenheiten tatsächlich eigenständig. Die Zieldefinition ist klar: Es geht um nicht weniger als die Sicherstellung der pflegerischen Versorgung der Bevölkerung. Deshalb sind wir ein staatlich anerkannter Heilberuf, keiner kann unser berufliches Handeln besser gestalten als wir selbst.

In Teilen hat der Gesetzgeber verstanden: Auf Bundesebene wurde uns im Berufsrecht der absolute Vorbehalt des Pflegeprozesses eingeräumt; gerade wurde die erweiterte heilkundliche Verantwortung des Heilberufs Pflege anerkannt, sie wird sukzessive im Leistungsrecht umgesetzt. In Rheinland-Pfalz und Nordrhein-Westfalen wurde der Heilberuf Pflege ins Heilberufekammerrecht aufgenommen und Pflegekammern etabliert. Sie sind die Körperschaften, die die Umsetzung des Rechts konstruktiv steuernd begleiten. International konsentierte Normen des International Council of Nurses wie den ICN-Ethikkodex sowie die neue ICN-Definition der Pflege und der Pflegefachperson haben wir verbindlich in der Berufsordnung der Landespflegekammer Rheinland-Pfalz festgeschrieben. Sie helfen Pflegefachpersonen bei der Verantwortungsübernahme im System und stärken ihre Advocacy für die Menschen mit Pflegebedarf.

Bildungsangebote für die gesamte Berufsgruppe, wie sie die Kolleg:innen Lichtenegger, Igl und Bossle entwickelt haben, sind unerlässlich zur Erweiterung und Vertiefung der politischen Kompetenz von Pflegefachpersonen. So werden sie befähigt, sich selbst ein Urteil zu bilden, um reflektiert und selbstbewusst zu agieren. Die Herangehensweise hat mich tief beeindruckt. Gleichzeitig stärkt das Projekt meine Selbstvergewisserung, dass wir nicht aufhören dürfen, Pflegefachpersonen partizipativ einzubinden, politisch zu sensibilisieren und diesen Bildungsauftrag in Curricula von Ausbildungsstätten, Hochschulen, betriebliche Fortbildungen, Weiterbildungen etc. prominent einzuarbeiten. Dafür danke ich den Kolleg:innen.

Ich beglückwünsche ausdrücklich Direktor Michael Weißmann vom Caritasverband für die Diözese Regensburg e. V. für das herausragende Engagement eines Arbeitsgebers; zu wünschen ist, dass Ihr Trägerverband ein Role Model für Deutschland werden darf. Den bayerischen Landespflegerat möchte ich in seiner Hartnäckigkeit bestärken, niemals aufzuhören, eine „echte“ Pflegekammer zu fordern. Den Kolleg:innen Lichtenegger, Igl und Bossle gratuliere ich für das unbedingt nachahmenswerte Vorgehen zur politischen Kompetenzsteigerung. Es braucht einen langen Atem, bietet aber den Königsweg aus der aktuellen Situation unseres Heilberufs Pflege. Ich wünsche dem Buch viele geneigte Lesende!

Steinbach, Deutschland
im Januar 2026

Dr. rer. cur. Andrea Kuhn, R.N

Vorwort

Dieses Buch entsteht auf Grundlage einer Dauerkrise im professionellen Pflegebereich. Die Krise besteht, seitdem man in die Geschichtsbücher schaut und sich mit den Entwicklungslinien der beruflichen Pflege in Deutschland und ihren laufenden Regressionen beschäftigt. Personalmangel, Berufsflucht und Überforderung gehören seit jeher zur Programmatik von Pflege. Sie wird kritisiert, sie wird gesellschaftlich bedauert und doch seit Jahrzehnten akzeptiert. Dieser Tage stellt sich die Krise allerdings anders dar, denn man darf dem Beruf keinesfalls die Schritte nach vorn absprechen. Heutzutage beschäftigen wir uns mit einer „Errungenschaft", die vor 20 Jahren noch undenkbar war und nun durch die eigene Berufsgruppe sowie eine erratische Politik Stück für Stück demontiert wird. Es geht um die grundgesetzlich verankerten Ansprüche unserer Gesellschaft gegenüber einer Berufsgruppe, die sich eigenständig und fachlich der sachgerechten Pflege unserer Bevölkerung annehmen soll. Sie soll unsachgemäße Pflege von der Bevölkerung abwenden, sie soll qualitativ entscheidende Leitplanken bestimmen oder über eine Berufsordnung einklagbares Recht festlegen. Es geht schlicht um uns, unsere Gesellschaft, unsere pflegebedürftigen Menschen. Es geht um das, was Gesellschaften ausmacht, für den Schwächsten da zu sein und professionelle Ansprechpartner zu haben. Dieser grundgesetzliche Anspruch – Artikel 74, Absatz 1, Nummer 19 im Grundgesetz – wird politisch hartnäckig negiert. Bewegungen dazu, dieses Mandat in den Heilberufegesetzen der Länder, so wie es auch in anderen Heilberufen üblich ist, zu entwickeln, zu leben und zu transportieren, werden teilweise auch durch die eigene Berufsgruppe abgelehnt. Kammern übernehmen diese Aufgabe, die ihnen vom Staat übertragen wird. In Rheinland-Pfalz und Nordrhein-Westfalen ist dies in Form von Pflegekammern der Fall.

Die Zersplitterung der deutschen Pflege lebt aber auch und wie gewohnt gegenwärtig weiter. Waren es früher die Alten- gegen die Krankenpflegenden, Akademisierte gegen Nicht-Akademisierte, gewerkschaftlich gegen berufsverbandlich Organisierte, so zeigt sich die Zersplitterung heutzutage anonymisiert und ungeniert in den sozialen Medien. Manchmal sind es „Hater" gegen ein Phänomen, das sich Verantwortung nennt, manchmal sind es ganz einfach nur Instrumentalisierungsprinzipien, die greifen. Menschen lassen sich aus politischen Gründen und Partikularinteressen einfangen. Sie werfen denjenigen vor, die sich für Eigenständigkeit, Partizipation und Emanzipation der deutschen beruflichen Pflege einsetzen, dass sich der Staat aus seiner Verantwortung zurückzöge, wenn die Pflege selbst über sich und ihre State-of-the-Art-Regeln bestimmen würde. Man sieht und liest schon jetzt: Es ist komplex, es ist verquer.

Dieses Buch ist deswegen einer aufklärerischen Bestimmung gewidmet. Es geht nicht ums „Besserwissen", es geht darum, „deutlich" zu werden, Argumente zu liefern, warum sich der Pflegeberuf ohne eine echte Pflegekammer nicht professionalisieren kann. Das Buch ist Ergebnis eines Projekts: Pflegefachpersonen arbeiten sich mit anderen Engagierten in ein Thema ein, das komplizierter nicht sein könnte, nämlich Pflegepolitik.

Die federführenden Autor:innen Hannah Igl und Johannes Lichtenegger erarbeiten theoretische Bestimmungen und pädagogische Umsetzungen, um mit den beruflich Pflegenden in den Austausch und in die Diskussion zu gehen. Sie zeigen darüber hinaus, wie man Referent:innen auf das Thema vorbereiten muss. Dieses Buch liefert Befunde, Modelle zur didaktischen Umsetzung und konkrete Vorgehensweisen in Schulungssettings. Mittlerweile hat das Projekt dank der Unterstützung des Caritasverbandes Regensburg, in persona Caritasdirektor Michael Weißmann, rund 700 Pflegende (jetzt auch trägerübergreifend) erreicht. Erstmals in der Geschichte der deutschen Pflege setzt sich ein Trägerverband proaktiv dafür ein, dass dessen Mitarbeiter:innen (in Arbeitszeit) berufspolitisch aufgeklärt und geschult werden. Sie sollen mündig werden, ein Argument für berufspolitisches Engagement entfalten und sich zum Thema Pflegekammer eine Meinung bilden können.

Die Zielgruppe dieses Buches sind allerdings Pflegefachpersonen in ganz Deutschland. Diejenigen, die Teilnehmende in Schulungen waren, können sich über Hintergründe des Projektes vertiefter informieren, sie können sich mit Details beschäftigen, weiterlesen. Diejenigen, die noch nicht in derartigen Schulungen waren, erkennen über theoretische und internationale Bezüge die Relevanz und Wichtigkeit echter Pflegekammern. Jene, die forschen und lehren, nutzen das Buch als Inspiration für weitere Forschung und Lehre. Für andere, die sich weiter engagieren wollen und vielleicht selbst Veranstaltungen durchführen wollen, soll es Inspiration und Weckruf sein, sich mit Kolleg:innen zum Thema auszutauschen.

Als Autor:innen dieses Buches bedanken wir uns für die Unterstützung des Caritasverbandes für die Diözese Regensburg e. V. und der Caritas-Gemeinschaft Bayern e. V. Neben dem vielfach erwähnten Michael Weißmann ist dies besonders Claudia Hauck von der Caritas-Gemeinschaft Bayern e. V. und Vorsitzende des Bayerischen Landespflegerates. Dank geht an all die bislang teilnehmenden Pflegefachpersonen für deren Zuspruch, Feedback und Mitarbeit. Danke auch an alle Referentinnen und Referenten, die sich bislang an den Schulungen beteiligt haben! Besonderer Dank geht an die Expertinnen in den Interviews, Frau Kuhn und Frau Podday. Wir wünschen uns rege Leserschaft und Verbreitung unseres Buches.

Hannah Igl, B.A.
Johannes Lichtenegger, B.A.
Prof. Dr. Michael Bossle

Inhaltsverzeichnis

Abkürzungsverzeichnis

AVPfleWoqG	Verordnung zur Ausführung des Pflege- und Wohnqualitätsgesetzes und Weiterbildung in der Pflege und Hebammenkunde
BayPfleG	Bayerisches Pflegendengesetz
BLGS	Bundesverband Lehrende Gesundheits- und Sozialberufe
BLPR	Bayerischer Landespflegerat
BOKD	Berufsorganisation der Krankenpflegerinnen Deutschlands
bpa	Bundesverband privater Anbieter sozialer Dienste e. V.
CVM	Civic Voluntarism Model
DBfK	Deutscher Berufsverband für Pflegeberufe
DKG	Deutsche Krankenhausgesellschaft
DPR	Deutscher Pflegerat
e. V.	Eingetragener Verein
EU	Europäische Union
G-BA	Gemeinsamer Bundesausschuss
GKV-Spitzenverband	Spitzenverband Bund der Krankenkassen
GVSG	Gesundheitsversorgungsstärkungsgesetz
HeilBG	Heilberufsgesetz (Rheinland Pfalz)
HeilBerG	Heilberufsgesetz (Nordrhein-Westfalen)
HKaG	Heilberufekammergesetz
ICN	International Council of Nurses
KBV	Kassenärztliche Bundesvereinigung
KdöR	Körperschaft des öffentlichen Rechts
KZBV	Kassenzahnärztliche Bundesvereinigung
NRW	Nordrhein-Westfalen
PBKG	Pflegeberufekammergesetz
PflAPrV	Pflegeausbildungs- und Prüfungsverordnung
PflBerErG SH	Gesetz zur Errichtung einer Kammer für die Heilberufe in der Pflege Schleswig-Holstein
PflBG	Pflegeberufegesetz
PflegeKG	Kammergesetz für die Heilberufe in der Pflege
PfleVG	Bayerisches Pflegendenvereinigungsgesetz
PflStudStG	Pflegestudiumstärkungsgesetz

RLP	Rheinland-Pfalz
StGMP	Staatsministerium für Gesundheit und Pflege
VdPB	Vereinigung der Pflegenden in Bayern
ver.di	Vereinte Dienstleistungsgewerkschaft

Einleitung

1

Inhaltsverzeichnis

Die Pflege[1] ist mit ihren geschätzt 1,7 Mio. Beschäftigten die größte Berufsgruppe im deutschen Gesundheitswesen und ihr kommt aufgrund künftiger demografischer Verschiebungen eine bedeutende gesellschaftliche Verantwortung zu (Hofmann, 2012; Statista, 2024). Dennoch besitzt die zahlenmäßig größte Berufsgruppe im Gesundheitswesen kein tragfähiges Sprachrohr, um ihre Interessen wirksam in politische Entscheidungsprozesse einzubringen. Dies liegt mitunter daran, dass die Pflege es bis heute nicht geschafft hat, sich zu organisieren und geschlossen als Berufsgruppe aufzutreten (Hofmann, 2012; Vogler, 2021). Dabei haben politische Entscheidungen unmittelbare Auswirkungen auf die Pflege: Personalmangel, demografische Entwicklung, fortschreitende Ökonomisierung und Verteilungsfragen im Gesundheitssystem bestimmen das Tun jeder einzelnen Pflegeperson (Arabi et al., 2014). Um sich diesen Herausforderungen stellen zu können, wird berufspolitisches Engagement und politische Teilhabe der Pflegenden als Berufsgruppe immer bedeutender (DBfK & BLGS, 2024). Denn, wie Hilde Steppe betont, ist „Politik bekanntlich ein Prozess, in dem Entscheidungen aufgrund von demokratisch legitimierten Mehrheiten fallen. Es liegt also an uns, diese Mehrheiten zu verändern, wenn die Entscheidungen nicht unsere Zustimmung finden“ (Steppe, 2000, S. 89). Ein zentrales Element zur Stärkung der politischen Mitbestimmung ist die

[1] Hinweis: In dieser Arbeit ist die berufliche, professionelle Pflege gemeint, wenn die Rede von ‚die Pflege‘ ist. Außerdem werden die Begriffe Pflegefachpersonen, beruflich/professionell Pflegende und Pflegende synonym verwendet. Wir verwenden die Begriffe deswegen synonym, weil wir leser:innenfreundlich bleiben wollen, ohne uns laufend zu wiederholen. Wir sprechen in diesem Sinne selbstverständlich also auch über diejenigen, die gegenwärtig mit der neuen Berufsbezeichnung Pflegefachfrau/-mann abschließen.

H. Igl et al., *Politische Partizipation in der Pflege*,
https://doi.org/10.1007/978-3-662-73507-7_1

Pflegekammer. Sie ermöglicht den Berufsangehörigen konkrete politische Mitwirkungsrechte, Partizipation und Einfluss auf Entscheidungsprozesse, die ihren Beruf betreffen (Bossle & Hilberger-Kirlum, 2024). Erst durch eine solche Institutionalisierung lassen sich berufsrelevante Standards verhandeln und die Interessen der Pflegenden öffentlich und professionell vertreten (Kuhn, 2024). Während im internationalen Ausland Pflegekammern seit Jahrzehnten fest etabliert sind, gibt es in Deutschland nach mehreren gescheiterten Initiativen derzeit mit Rheinland-Pfalz und Nordrhein-Westfalen nur zwei Landespflegekammern (Lücke, 2024). Die Debatte um die Etablierung von Pflegekammern in Deutschland ist von Kontroversen geprägt. Während Befürworter:innen in ihr eine Chance zur Professionalisierung und politischen Partizipation der Pflege sehen (Bossle & Hilberger-Kirlum, 2024; Kellnhauser, 2012; Kuhn, 2016), kritisieren Gegner:innen insbesondere die Pflichtmitgliedschaft sowie die Pflichtbeiträge (ver.di, 2025). In Bundesländern wie Niedersachsen und Schleswig-Holstein führten anhaltende Proteste letztlich zur Auflösung der dortigen Pflegekammern (Kuhn, 2024; Lücke, 2024). In Bayern wurde mit der Vereinigung der Pflegenden in Bayern (VdPB) ein Sonderweg gewählt, der in wesentlichen Punkten hinter den Möglichkeiten einer echten Pflegekammer zurückbleibt (Bayerischer Landespflegerat, 2022).

Ein entscheidender Faktor für die geringe politische Partizipation innerhalb der Berufsgruppe ist der Mangel an berufspolitischer Bildung und Information in der Pflege. Pflegekräftebefragungen im Rahmen von Kammergründungsinitiativen zeigen, dass mit einem steigenden Informationsgrad zur Pflegekammer auch die Zustimmung der Pflegefachpersonen zunimmt (Büker & Lademann, 2013; Kuhn, 2016). Gleichzeitig wird in der Ausbildung und Weiterbildung von Pflegefachpersonen bislang nur unzureichend auf berufspolitische Fragestellungen eingegangen (DBfK & BLGS, 2024).

Vor diesem Hintergrund setzt die vorliegende Arbeit an der Schnittstelle zwischen politischer Teilhabe und berufspolitischer Bildung in der Pflege an. Im Kern widmet sie sich daher folgender Forschungsfrage: Wie kann politische Teilhabe und Mitbestimmung in der Pflege erreicht werden? Konkret soll dazu ein Bildungsangebot entwickelt werden, das das politische Bewusstsein von Pflegefachpersonen schärft und ihnen die Bedeutung sowie die Aufgaben einer berufsständischen Selbstverwaltung näherbringt. Da bezüglich der Durchführung von berufspolitischen Bildungsangeboten in der Pflege in Deutschland kaum Literatur existiert, werden in der vorliegenden Arbeit qualitative Expertinneninterviews mit Personen geführt, die im Rahmen von Pflegekammergründungen Erfahrung mit der Umsetzung von Informationsveranstaltungen zur Pflegekammer sammeln konnten. Basierend auf den daraus resultierenden Erkenntnissen wird ein pädagogisch-didaktisches Konzept für eine Bildungsveranstaltung entwickelt, das sich exemplarisch an der Thematik der Pflegekammer orientiert.

Im Anschluss an diese Arbeit erfolgte die praktische Umsetzung dieses Konzepts mit Pflegefachpersonen im Rahmen der Kampagne ‚Trommeln für die Pflege‘ des Caritasverbandes Regensburg (Caritasverband für die Diözese Regensburg e. V., 2025).

Literatur

Arabi, A., Rafii, F., Cheraghi, M. A., & Ghiyasvandian, S. (2014). Nurses' policy influence: A concept analysis. *Iranian Journal of Nursing and Midwifery Research, 19*(3), 315–322.

Bayerischer Landespflegerat. (2022). Positionspapier zum Ergebnisbericht „Evaluation der Vereinigung der Pflegenden in Bayern". https://bayerischer-landespflegerat.de/wp-content/uploads/BLPR_Positionspapier_Evaluation-VdPB_200722_final.pdf. Zugegriffen: 24.11.2024

Bossle, M., & Hilberger-Kirlum, P. (2024). Störfall Pflegekammer. Bildungspolitische Reflexion zur systematischen Verhinderung von Pflegekammern in Deutschland. *Gesundheits- und Sozialpolitik, 78*(3), 21–29. https://doi.org/10.5771/1611-5821-2024-3.

Büker, C., & Lademann, J. (2013). *Befragung der beruflich Pflegenden zur Einrichtung einer Pflegekammer in Bayern: Abschlussbericht*. Hochschule München.

Caritasverband für die Diözese Regensburg e. V. (2025). Trommeln für die Pflege. https://www.caritas-regensburg.de/aktuelles/trommeln-fuer-pflege/trommeln-fuer-pflege. Zugegriffen: 15.03.2025

DBfK & BLGS. (2024). Berufspolitische Bildung – Ergebnisse eines kollegialen Austauschs. Unveröffent. Dokument.

Hofmann, I. (2012). Die Rolle der Pflege im Gesundheitswesen. *Bundesgesundheitsblatt – Gesundheitsforschung – Gesundheitsschutz, 55*(9), 1161–1167. https://doi.org/10.1007/s00103-012-1540-1.

Kellnhauser, E. (2012). Krankenpflegekammern und Professionalisierung der Pflege: ein internationaler Vergleich mit Prüfung der Übertragbarkeit auf die Bundesrepublik Deutschland (2. Aufl.). Zawada, Mönchengladbach.

Kuhn, A. (2016). Die Errichtung einer Pflegekammer in Rheinland-Pfalz. Springer Fachmedien, Wiesbaden. https://doi.org/10.1007/978-3-658-12541-7

Kuhn, A. (2024). Das ethische Mandat von Pflegekammern: Entwicklung einer Programmtheorie aus Perspektive der Gesundheitsförderung. Springer Fachmedien, Wiesbaden. https://doi.org/10.1007/978-3-658-44512-6

Lücke, S. (2024). Pflegekammer-Update 2024. *Die Schwester Der Pfleger, 63*(1), 30–35.

Statista. (2024). Anzahl der Pflegekräfte in Deutschland. Statista. https://de.statista.com/statistik/daten/studie/1328743/umfrage/anzahl-der-sozialversicherungspflichtig-beschaeftigten-pflegekraefte/. Zugegriffen: 15.03.2025

Steppe, H. (2000). *Die Pflege und ihr gesellschaftspolitischer Auftrag*. Pflege, 13, (S. 85–90).

ver.di. (2025). Pflegekammern – Das sagt ver.di. https://gesundheit-soziales-bildung.verdi.de/themen/pflegekammern/++co++f3db8d30-9857-11ef-8248-c524a6ef35e6. Zugegriffen: 10.03.2025

Vogler, C. (2021). Pflegerat für mehr Kooperation im Gesundheitssystem. Deutsches Ärzteblatt. https://www.aerzteblatt.de/news/pflegerat-fuer-mehr-kooperation-im-gesundheitssystem-2c6e87de-aa25-4599-ad58-00ee27350224. Zugegriffen: 15.03.2025

Politische Teilhabe und Bildung in der Pflege

2

Inhaltsverzeichnis

2.1 Politische Teilhabe von Pflegefachpersonen in Deutschland

Um zu erörtern, wie politische Teilhabe bei Pflegefachpersonen gesteigert werden kann, muss grundlegend geklärt werden, was in dieser Arbeit unter Politik und politischer Teilhabe verstanden wird. Obwohl politische Teilhabe und politische Partizipation teilweise unterschiedlich definiert werden, werden die Begriffe in dieser Arbeit synonym verwendet. Gemeint ist die im Folgenden definierte politische Partizipation.

Politik wird definiert als „jegliche Art der Einflussnahme und Gestaltung sowie die Durchsetzung von Forderungen und Zielen, sei es in privaten oder öffentlichen Bereichen“ (Schubert & Klein, 2018, S. 261). Steppe (2000) definiert in ihrem Werk ein breites Politikverständnis, welches auch für diese Arbeit grundlegend

H. Igl et al., *Politische Partizipation in der Pflege*,
https://doi.org/10.1007/978-3-662-73507-7_2

herangezogen wird. Sie spricht im Kontext der Politik nicht nur von der „...,Kunst der Staatsführung'..., sondern von Politik als sinnhaftem und zielgerichtetem Handeln, welches entweder die Veränderung oder aber die Erhaltung gesellschaftlicher Ordnungen bezweckt" (Steppe, 2000, S. 85).

Politische Partizipation umfasst zudem alle freiwilligen Aktivitäten von Bürger:innen, die darauf abzielen, auf unterschiedlichen Ebenen Einfluss auf politische Entscheidungsprozesse zu nehmen (Kaase, 1992). Steinbrecher (2009) definiert Freiwilligkeit als das Ziel, politische Entscheidungen zu beeinflussen, und eine nicht berufliche Ausübung von Politik als Merkmale, welche die politische Partizipation kennzeichnen.

Arabi et al. (2014) analysierten das Konzept politischer Einflussnahme speziell durch Pflegefachpersonen anhand des Ansatzes nach Walker und Avant (2005), um folgende klare Konzeptdefinition zu entwickeln: „Die Fähigkeit von Pflegekräften, Entscheidungen und Angelegenheiten im Gesundheitswesen durch Macht, Interessenvertretung (Advocacy) und politische Kompetenz zu beeinflussen. Diese Fähigkeiten werden durch politisches Bewusstsein, effektive Kommunikation, Teamarbeit und die Stärkung des öffentlichen Images erworben und führen zur Verbesserung der Arbeitsbedingungen für Pflegekräfte und der Patientenergebnisse" (Arabi et al., 2014, S. 320). Dabei betonen sie, dass politische Einflussnahme die höchste Stufe der möglichen politischen Beteiligung ist und hauptsächlich auf Führungspersonen im Pflegemanagement zutrifft. Wie diese angebahnt werden kann, wird in den folgenden Kapiteln genauer aufgegriffen.

Steppe (2000) kritisiert, dass die Pflege in Deutschland durch eine ausgeprägte politische Inaktivität und das Fehlen einer gemeinsamen Identität gekennzeichnet sei. Auch Kuhn (2016) schätzt die Berufsgruppe Pflege insgesamt tendenziell als unpolitisch ein. Steppe (2000) eröffnet allerdings noch eine andere Perspektive auf die vermeintliche politische Inaktivität der Pflege. Sie stellt die These auf, dass Pflege keineswegs unpolitisch sei, da mitunter auch „passive Verweigerung" (S. 88) Einfluss auf politische Prozesse nehme und politisches Verhalten sein kann. Zudem konstatiert sie, dass manche Pflegenden konsequent Veränderungen ablehnen und dadurch zu einer Aufrechterhaltung des vorherrschenden Zustands beitragen.

2.2 Einflussfaktoren auf die politische Teilhabe von Pflegefachpersonen

Welcher Logik man auch folgt, es bleibt festzuhalten, dass beruflich Pflegende im Verhältnis zur Größe der Berufsgruppe nur unzureichend organisiert sind, vermutlich liegt die Quote der Organisierten bei unter 10 % (Krampe, 2007). Die Ursachen hierfür sind vielschichtig und sollen im Folgenden skizziert werden.

2.2.1 Historische Einflüsse bis heute

Eine zentrale Rolle spielt die historische Entwicklung des Pflegeberufs. Dessen Ursprünge sind eng mit religiösen Werten und Institutionen verwoben. Pflege entstand aus dem christlichen Leitbild der Nächstenliebe und bereits im Mittelalter fand Pflege hauptsächlich im kirchlichen Kontext und in Klöstern statt. Auch die im 19. Jahrhundert errichteten Mutterhäuser festigten die Ausrichtung an christlichen Tugenden wie Nächstenliebe, Demut und Selbstaufopferung (Rieder, 1999).

Laut Kellner (2011) prägen sechs Merkmale seit jeher die Entwicklung des Berufs in Deutschland bis heute. Diese werden nachfolgend sowohl historisch als auch mit aktuellem Bezug beleuchtet.

Die geschlechtsspezifische Rollenzuweisung des Berufs an Frauen, durch welche Pflege als ‚natürlich' weibliche Aufgabe konstruiert und mit Mütterlichkeit und Fürsorge verknüpft wurde, führte dazu, dass Frauen der Medizin ferngehalten wurden. Zwar war die Pflege für Frauen eine Chance, ein eigenes Arbeitsfeld zu erschließen, jedoch wurde sie weniger als eigenes Berufsfeld gesehen als vielmehr eine religiöse Dienstleistung im Auftrag von Gott, weshalb der Dienst auch ohne Bezahlung nur für Kost und Logis verrichtet wurde. Das damals noch stärker ausgeprägte patriarchale System legitimierte die Schlechterstellung der Pflege im Vergleich mit anderen Gesundheitsberufen sowie die schlechten Arbeitsbedingungen (Kellner, 2011). Auch heute liegt der Frauenanteil in der Pflege bei 82 % (Singer & Fleischer, 2024), dessen Auswirkungen auf die Bezahlung werden in Abschn. 3.2.2 erläutert.

Die karitativ geprägte Berufsideologie zeigte sich in der außerordentlichen Ausrichtung der Pflege an christlichen Werten wie Nächstenliebe, Selbstlosigkeit und Aufopferung (Kellner, 2011). Die Verinnerlichung der beschriebenen Werte ging so weit, dass Pflegende sich sogar vehement gegen Bezahlung und schonendere Arbeitsbedingungen wehrten, da sie darin eine Abwertung ihrer Berufung sahen: „Ich muss es für einen ganz traurigen Rückschritt erklären, wenn in den Krankenanstalten der Acht-Stunden-Tag eingeführt wird. Damit geht der erhebende Moment der Aufopferung verloren" (Göbel, 1919 in Steppe, 2001, S.45). Noch heute wird an die Nächstenliebe appelliert, um Pflegefachpersonen davon abzuhalten, zu streiken (Urban & Vogel, 2015). Auch die Pflegenden selbst lehnen teilweise ab, zu streiken, um Pflegebedürftige nicht im Stich zu lassen (Tomic & Wiesner, 2013).

Ein inhaltlich diffuses und grenzenloses Pflegeverständnis führte damals dazu, dass Pflegende sich nicht nur unermüdlich um die Kranken kümmerten, sondern auch Haushaltstätigkeiten in den Krankenzimmern übernahmen. Der Fokus auf ‚grundpflegerischen' Tätigkeiten sowie die Arztassistenz und die in der Praxis nach wie vor fehlende klaren Abgrenzung zu haushaltsnahen Tätigkeiten erschwert die Professionalisierung der Pflege (Kellner, 2011). Auch wenn es seit 2020 Vorbehaltsaufgaben für die Pflege gibt, existiert in Deutschland nach wie vor kein einheitliches berufliches Selbstverständnis als eigenständiger Heilberuf (Budecker & Bensch, 2023). Insbesondere weist die Berufsgruppe ein nur sehr schwach ausgeprägtes Selbstverständnis als politisch handelnde Berufsgruppe (Kuhn, 2016; Steppe, 2000; Tomic & Wiesner, 2013) auf.

Eine seit Entstehung der Pflege anhaltende Normenfalle[1] führt außerdem dazu, dass beruflich Pflegende sich durch einen unerreichbaren Sollzustand ständig überfordert und schuldig fühlen. Diese Diskrepanz gilt heutzutage verstärkt. Die Maßstäbe, die durch den pflegewissenschaftlichen Fortschritt und moralische Ansprüche erforderlich werden, sind im Finanzierungssystem nach wie vor nicht abgebildet (Kellner, 2011). Auch Klotz und Riedel (2023) weisen darauf hin, dass die Unerfüllbarkeit der ethischen Leitlinien unter den aktuellen Rahmenbedingungen zu erheblichen Belastungen der Pflegefachpersonen führt.

Die berufspolitische Entwicklung der Pflege ist von Beginn an durch Zersplitterung und fehlende Einigkeit geprägt. Durch verschiedene organisatorische, ideologische oder soziale Ausrichtungen kam es zu einer tiefen Spaltung von Berufsauffassungen. Es standen sich konfessionelle und freiberuflich Pflegende, Frauen und Männer oder Gewerkschafter:innen und Schwesternschaften gegenüber. Insbesondere die Übernahme der traditionellen Weiblichkeitsideale wie beispielsweise Hingabe und Nicht-Bezahlung durch den Berufsverband ‚Berufsorganisation der Krankenpflegerinnen Deutschlands' (BOKD) unter Agnes Karll machten es schier unmöglich, eine Zusammenarbeit zwischen Berufsverband und Gewerkschaft zu erreichen (Kellner, 2011). Durch die Gründung des Deutschen Pflegerats (DPR) im Jahr 1998 als übergreifender Verband für die vielen inzwischen herausgebildeten Pflegeverbände (Deutscher Pflegerat e. V., o. J.) erfolgte eine Besserung dieser Situation. Die Zersplitterung besteht allerdings nach wie vor.

Die Entstehungsgeschichte der Pflege als Heilhilfsberuf unter ständiger Fremdbestimmung wirkt bis heute nach. Zunächst der Theologie untergeordnet, folgte die Unterordnung unter die Medizin. Die Pflegenden wurden einerseits zu Demut und Gehorsam erzogen und sollten andererseits den Weisungen des Arztes kritiklos nachkommen (Rübenstahl, 2011). Die laufende Einübung dieser Werte führte dazu, dass die Unterordnung unter die Medizin von Pflegenden nicht infrage gestellt wurde. Das Ausmaß dieser Internalisierung wurde insbesondere im Nationalsozialismus sichtbar, als sich das Pflegepersonal an der sog. Euthanasie beteiligte, obwohl es von vielen Pflegenden als falsch empfunden wurde (Steppe, 2001). Roberts (2000) beschreibt die Pflege treffend als unterdrückte Gruppe, da die Medizin das gesamte Gesundheitswesen als ihr Gebiet beansprucht, in welchem der Wert der Pflege oft nicht anerkannt wird. Sie stützt ihre Einschätzung auf die von Freire (1970) herausgearbeiteten Merkmale unterdrückter Gruppen. Hierzu zählen beispielsweise die Akzeptanz der zugeschriebenen Minderwertigkeit, Selbstabwertung, gefühlte Machtlosigkeit, die Nachahmung der Verhaltensweisen der Unterdrücker oder eine tiefe Spaltung untereinander, die auch von den Unterdrückern gefördert

[1] Die Normenfalle bezeichnet eine Diskrepanz zwischen den normativen Ansprüchen der professionell Pflegenden an ‚gute Pflege' und der Unerfüllbarkeit dieser Anforderungen aufgrund der organisatorischen und ökonomischen Bedingungen. Das daraus resultierende Scheitern schreiben die professionell Pflegenden sich selbst und nicht den Bedingungen zu. Diese Spannung versuchen sie häufig durch Überengagement aufzulösen, was das Funktionieren der Pflegepraxis aufrechterhält (Kellner, 2011).

wird. Zusätzlich ist die Pflege heute der Ökonomisierung des Gesundheitswesens unterworfen (Bossle & Hilberger-Kirlum, 2024).

2.2.2 Horizontale Feindseligkeit

Historisch gesehen führen diese Probleme in Summe bis heute dazu, dass sich Pflegende untereinander und gegenseitig angreifen. Taylor (2001) nennt als Ursachen für horizontal feindseliges Verhalten beispielsweise Überforderung, geringes Selbstwertgefühl, gefühlte Machtlosigkeit und Druck von höheren Positionen. Diese Aspekte decken sich mit den Merkmalen der Unterdrückung (Freire, 1970). Statt die Energie, die durch die Unzufriedenheit entsteht, in politischen Aktivismus zu investieren oder der Wut in höheren Riegen Ausdruck zu verleihen, scheinen Pflegende sich ein Ventil im eigenen Team zu suchen. Auch Eigenheiten im Konfliktmanagement von Pflegefachpersonen können dies begünstigen (Bensch, 2022).

2.2.3 Konfliktscheue

Valentine (2001) analysierte verschiedene Studien zu Konfliktmanagementformen in der Pflege unter Betrachtung genderspezifischer Einflüsse. Es zeigte sich, dass Pflegende – insbesondere Frauen – Konflikte häufig vermeiden oder Kompromisse eingehen, statt Zusammenarbeit, Anpassung oder Durchsetzung als Strategie zu wählen. Dies wird u. a. mit geschlechtsspezifischer Sozialisation erklärt, die Frauen dazu erzieht, zwischenmenschliche Harmonie zu priorisieren. Zudem arbeiten Pflegefachpersonen meist in patriarchalen Strukturen, in denen sie seltener Machtpositionen innehaben. Das dabei wahrgenommene Machtgefälle führt dazu, dass eigene Interessen seltener durchgesetzt werden. Stattdessen wird versucht, Konflikte auf eine Weise zu lösen, die Beziehungen schützt. Diese Strategie hat langfristig negative Folgen. Indem Konflikte vermieden oder lediglich durch Kompromisse gelöst werden, können zentrale berufspolitische Anliegen der Pflege nicht ausreichend vertreten werden. Die Interessen anderer Berufsgruppen, insbesondere von Ärzten und männlichen Kollegen, erhalten dagegen Vorrang. Darüber hinaus führt ein geringes Selbstwertgefühl dazu, dass Pflegende sich weniger zutrauen, ihre Standpunkte durchzusetzen oder konstruktiv zu verhandeln. Strukturelle Veränderungen herbeizuführen und kollektive Lösungen für Probleme im Pflegeberuf zu finden, fällt Pflegenden damit schwer. Ein stärkeres Bewusstsein für die Bedeutung von Zusammenarbeit und Durchsetzungsfähigkeit könnte Pflegefachpersonen helfen, ihre Position im Gesundheitswesen zu stärken und langfristige berufliche Ziele besser zu verfolgen (Valentine, 2001).

Aktuellere Evidenz zu dieser Thematik konnte nicht gefunden werden. In dem von Labrague et al. (2018) durchgeführten Review stellten sich Integration und Anpassung als die am häufigsten verwendeten, Vermeidung und Konkurrenz als die am wenigsten genutzten Konfliktbewältigungsstrategien dar. Allerdings lag der Fokus der Studie nicht auf den Unterschieden gendertypischer Merkmale, weswegen die Ergebnisse in Bezug auf das Geschlecht nicht eindeutig zu werten sind.

2.2.4 Empirische Befunde zur politischen Teilhabe von Pflegefachpersonen

International sowie national gibt es verschiedene Untersuchungen, die sich konkret mit der politischen Partizipation der Berufsgruppe Pflege auseinandersetzen.

Vandenhouten et al. (2011) führten eine Online-Befragung mit registrierten Pflegefachpersonen aus den Vereinigten Staaten durch und untersuchten die Ergebnisse anhand des Civic Voluntarism Model (CVM) von Verba et al. (1995). Das Modell geht davon aus, dass politische Beteiligung von den drei Hauptfaktoren Ressourcen, psychologische Beteiligung und Rekrutierungsnetzwerke beeinflusst wird (Verba et al. 1995, zit. nach Vandenhouten et al. 2011). Die Studie ergab, dass psychologische Faktoren wie politisches Interesse, politische Effektivität und politisches Wissen die zentralen Prädiktoren für politische Partizipation von Pflegefachpersonen sind. Pflegende nutzten vorwiegend niedrigschwellige Möglichkeiten der politischen Beteiligung. Demonstrationen wurden dagegen nur wenig besucht und eine Mitgliedschaft in Berufsverbänden oder eine Mitarbeit in politischen Gremien war selten. Viele der Befragten nannten mangelnde Ressourcen wie Zeit und Geld als Grund für die geringe Aktivität. Außerdem gab die Mehrheit an, sich durch die Ausbildung nicht ausreichend für politische Partizipation befähigt zu fühlen. Insgesamt zeigte sich eine Korrelation zwischen höherer Bildung und mehr politischem Engagement. Vandenhouten et al. (2011) empfehlen daher Workshops und Mitwirkungsangebote, in denen die beschriebenen Hürden berücksichtigt werden.

Auch Hirt et al. (2016) führten eine Online-Befragung zur politischen Partizipation unter Pflegenden in Deutschland durch. Der Interviewleitfaden basierte dabei neben anderen Konzepten auch auf dem CVM. Trotz des nicht auszuschließenden Selektions- und Recall-Bias gibt die Untersuchung wichtige Hinweise auf mögliche Einflussfaktoren. Insbesondere das Alter, das Geschlecht, der höchste berufliche Bildungsabschluss, die Leitungsposition sowie politisches Interesse und politische Informiertheit korrelieren mit dem Ausmaß der politischen Partizipation. Führungspersonen waren demnach besonders häufig politisch aktiv (beispielsweise in Form von Petitionen, politischen Statements, Demonstrationen oder Leserbriefen). In politischen Organisationen waren dagegen Männer, ältere Pflegefachpersonen und solche mit akademischem Bildungsabschluss deutlich häufiger engagiert. Für die Kontaktaufnahme mit politischen Entscheidungstragenden war insbesondere die politische Informiertheit ausschlaggebend. Abschließend bestätigt auch die Untersuchung von Hirt et al. (2016) die zentrale Bedeutung politischer Bildung für die politische Beteiligung von Pflegefachpersonen.

Die Erkenntnisse der beiden Studien decken sich mit den Schlüssen von Arabi et al. (2014), welche neben Teamarbeit, Kommunikation und einer Stärkung des Images auch politische Bildungsprogramme als wesentlichen Vorläufer identifizierten, bevor es zu politischer Einflussnahme kommen kann.

Tomic und Wiesner (2013) untersuchten hingegen, wie beruflich Pflegende ihre Handlungsmöglichkeiten in Bezug auf die berufspolitische Einflussnahme selbst einschätzen. Sie kamen zu dem Schluss, dass es drei verschiedene Typen zu geben scheint: Der patientenorientierte Typ bewertet Maßnahmen wie Streik und Protest aufgrund der Fürsorgepflicht gegenüber der Patient:innen nicht als Option. Berufspolitischer Handlungsbedarf wird vor allem darin gesehen, die Versorgung durch eine optimierte Personalsituation sicherzustellen. Der institutionelle Typ sieht seine Möglichkeiten hauptsächlich innerhalb der Einrichtung, beispielsweise im Rahmen der Mitarbeitendenvertretung oder im Kampf gegen die eigene Leitungsriege. Die Vorteile von Verbänden werden jedoch anerkannt. Der am politischen System orientierte Typ hingegen erkennt die berufliche Organisation als zentrales Mittel, um auf einer höheren Ebene Veränderungen zu bewirken. In der Konsequenz sprechen sich Tomic und Wiesner (2013) dafür aus, Bildung anzubieten, die drei wesentliche Bausteine berücksichtigt. Diese Empfehlungen werden in Abschn. 2.4 genauer aufgegriffen.

2.3 Möglichkeiten für politische Teilhabe

Die Frage, wie sich beruflich Pflegende politisch und berufspolitisch engagieren können, ist zentral für die Weiterentwicklung der Profession. Politisches Engagement wird häufig mit parteipolitischer Arbeit gleichgesetzt. Diese stellt zwar eine wichtige Möglichkeit dar, pflegerische Interessen einzubringen, jedoch existiert eine Vielzahl weiterer Wege, die teils niederschwellig und dennoch wirksam sind.

Eine grundlegende Form politischer Beteiligung ist die Teilnahme an Wahlen (Vandenhouten et al., 2011). Ein Blick in die Parteiprogramme – insbesondere hinsichtlich pflegepolitischer Positionen – unterstützt die bewusste Wahlentscheidung. Der ‚Pfleg-O-Mat' des Deutschen Berufsverbands für Pflegeberufe (DBfK, 2025) bietet hierfür ein spezifisches Informationsinstrument.

Wesentlich ist zudem die Mitgliedschaft in Berufsverbänden, Gewerkschaften und Pflegekammern, auch pflegepolitischer Dreiklang genannt (BochumerBund, o. J.). Der Organisationsgrad der Pflege in diesen Institutionen ist niedrig (Hofmann, 2012; Schroeder, 2017), was die politische Durchsetzungsfähigkeit der Pflege schwächt. Wer diesen Institutionen beitritt, dem kann die Übernahme eines Amtes darüber hinaus direkte Einflussmöglichkeiten verschaffen. In Deutschland bestehen bislang nur zwei Pflegekammern (Rheinland-Pfalz, NRW). Bei diesen kann auch, wer nicht in NRW oder Rheinland-Pfalz arbeitet, Mitglied – im Sinne einer freiwilligen Mitgliedschaft – werden.

Obwohl Demonstrationen und Proteste in der Pflege vergleichsweise selten auftreten, sind sie ein legitimes Mittel, um auf Missstände wie Personalmangel, schlechte Arbeitsbedingungen oder hohe emotionale Belastungen aufmerksam zu machen. Pernicka (2023) zeigt, dass weltweit zunehmend Protestbewegungen im Bereich der Care-Arbeit entstehen, die kollektive emotionale Ressourcen wie Solidarität und beruflichen Stolz mobilisieren sowie politischen Druck auf

Entscheidungsträger:innen ausüben. Dabei geht es nicht allein um ihre Anliegen als Berufsgruppe, sondern auch um gesellschaftspolitische Fragen.

Eine weitere Möglichkeit besteht im direkten Austausch mit politischen Entscheidungsträger:innen auf kommunaler, Landes- oder Bundesebene. Pflegende machen damit auf ihre Belange und mögliche Missstände aufmerksam und bringen ihre fachliche Expertise ein (Elliott, 2025; Hirt et al., 2016; Vandenhouten et al., 2011). Da Pflegefachpersonen in politischen Ämtern unterrepräsentiert sind (Zegelin, 2021), ist diese Form der Beteiligung besonders relevant.

Ein zentraler Faktor politischer Partizipation ist die Informiertheit (Hirt et al., 2016). Pflegende sollten berufspolitische Entwicklungen aktiv verfolgen. Fachzeitschriften, Newsletter, Podcasts, seriöse Social-Media-Kanäle oder öffentliche Ausschusssitzungen bieten hierfür wichtige Informationsquellen. Auch das Verfassen oder Unterstützen von Petitionen, Leserbriefen oder Fachbeiträgen zählt zu niedrigschwelligen Beteiligungsformen.

Berufspolitische Themen sollten zudem bewusst in Teams eingebracht werden, etwa in Besprechungen oder informellen Gesprächen, um Kolleg:innen zu motivieren und eine gemeinsame Haltung zu fördern (Pflegenetzwerk Deutschland, 2021). In diesem Zusammenhang ist auch die professionelle Außendarstellung zentral: Als Heilberuf benötigt die Pflege ein klares berufliches Selbstverständnis, um fachliche Expertise sichtbar zu machen und politisch wirksam aufzutreten (Zegelin, 2021).

Politische Bildung gilt als Voraussetzung politischen Handelns (Arabi et al., 2014; Hirt et al., 2016; Vandenhouten, 2011). Fortbildungen und Workshops mit berufspolitischem Schwerpunkt fördern Wissen, Reflexion und Haltungsentwicklung und gelten als vorbereitende Stufe politischer Einflussnahme (Arabi et al., 2014; Vandenhouten et al., 2011). Auch in der Pflegebildung sollten politische Inhalte systematisch integriert werden (BLGS & DBfK, 2024).

2.4 Berufspolitische Bildung in der Pflege in Deutschland

Aus den vorangegangenen Beschreibungen wird deutlich, dass die berufspolitische Partizipation der Pflege bislang nicht ausreicht, um die nötigen weitreichenden Veränderungen durchzusetzen. Laut Arabi et al. (2014) erfolgt politische Einflussnahme auf einem Spektrum von vier Stufen: Politische Bildung (Policy Literacy), politischer Scharfsinn (Policy Acumen), politische Kompetenz (Policy Competence) und auf höchster Stufe die aktive politische Einflussnahme auf Gesundheitsentscheidungen (Policy Influence). Tomic und Wiesner (2013) empfehlen eine ähnliche dreistufige Vorgehensweise. Der erste Schritt intendiert, über Bildungsangebote bei Pflegefachpersonen ein Verständnis für deren eigene Rolle im gesellschaftlichen und politischen Kontext zu entwickeln. Dabei ist der erste Schritt allerdings weiter gefasst als bei Arabi et al. (2014), denn die dafür empfohlenen Bildungsprogramme sollen nicht nur politisches Wissen umfassen, sondern bei Pflegenden ein Verständnis über ihre eigene Rolle im gesellschaftlichen und politischen Kontext entwickeln. Zur Überwindung des Gefühls der Machtlosigkeit müssen ihre Erfahrungen in einem größeren historischen Zusammenhang – insbesondere im Hinblick auf die gesellschaftliche Stellung von Frauen und der Pflege als Beruf – betrachtet werden. Es soll darum gehen, den Blick von der einzelnen Pflegefachperson auf deren Wirken in der Gesellschaft und auf die politische Ebene zu richten.

Im nächsten Schritt soll das Vertrauen in die eigene Wirksamkeit und Bedeutung gestärkt werden. Beruflich Pflegende sollten ihren Beitrag im Gesundheitssystem als essenziell und wertvoll wahrnehmen. Schließlich sollen sie die notwendigen Kompetenzen entwickeln, um sich in politischen Strukturen zu bewegen und Veränderungen aktiv mitzugestalten (Tomic & Wiesner, 2013). Die politische Informiertheit wird als entscheidender Faktor für politische Mitbestimmung diskutiert (van Deth, 2000). Wie auch aus dem vorangegangenen Abschnitt deutlich wird, ist berufsspezifische politische Information daher von enormer Bedeutung, um die politische Partizipation der Berufsgruppe Pflege zu erreichen (Arabi et al., 2014; Hirt et al., 2016; Vandenhouten et al., 2011). Dieser Zusammenhang wird umso plausibler, wenn man ihn am Beispiel der Pflegekammergründungen in Deutschland betrachtet.

Im Rahmen der Pflegekammergründungen wurde die Uninformiertheit von beruflich Pflegenden über politische Prozesse – die den eigenen Beruf betreffen – noch einmal deutlich. Ein auffallend hoher Anteil der Pflegefachpersonen war über das Thema Pflegekammer zu wenig informiert (Kuhn, 2016). So konnte im Rahmen von Informationsveranstaltungen vor der Gründung der Pflegekammer im Bundesland Rheinland-Pfalz beobachtet werden, dass mit steigendem Informationsgrad der Pflegefachpersonen zum Sinn und Zweck der Pflegekammer deren Mehrwert erkannt wird, was wiederum mit einem gleichzeitig steigenden Zustimmungsgrad zur Pflegekammer einhergeht (Kuhn, 2016). Dieses Phänomen konnte auch im Rahmen der Pflegekräftebefragung in Bayern festgestellt werden (Büker & Lademann, 2013). Davon lässt sich ein ernst zu nehmendes Bildungsvakuum der Berufsgruppe ableiten, welches wiederum aus einer Vermeidung formaler Bildungsmöglichkeiten hervorgeht (Bensch & Greening, 2023). Berufspolitische Bildungsmaßnahmen sind daher dringend notwendig, da diese zur Autonomieförderung der Berufsgruppe beitragen (Weidner, 2015).

Ziel muss deswegen sein, beruflich Pflegende über gesundheits- und pflegepolitische Themen zu informieren, ein Verständnis für politische Prozesse zu schaffen und sie in Diskussionen einzubinden (DBfK & BLGS, 2024); Vandenhouten et al., 2011). Politische Bildung beruht dabei „auf der Mündigkeit des Menschen und fördert die Urteilskraft des demokratischen Souveräns. Sie verbessert die Orientierungsfähigkeit in der sozialen Welt. Sie entwickelt die Urteils- und Kritikfähigkeit gegenüber gesellschaftlichen Phänomenen. Sie befördert die Kompetenzen zur politischen Partizipation und zum bürgerschaftlichen Engagement“ (Autorengruppe Fachdidaktik, 2016, S. 7). Übertragen auf die beruflich Pflegenden und die Pflegelernenden bedeutet politische Bildung damit nicht schwerpunktmäßig Politikunterricht, sondern eine Auseinandersetzung mit politischen Prozessen und Sachverhalten als querliegendem Thema der Pflegebildung. Dies bezieht sich nicht ausschließlich auf berufspolitische Aspekte mit dem Ziel der Emanzipations- und Autonomieförderung, sondern auch auf Dimensionen wie die Achtung von Menschenrechten, Diversität, globalen Krisen, Professionalisierungsbestrebungen des Berufsstandes und die Pflege betreffende politische Strukturen (Hänel, 2024). Berufspolitische Bildung steht damit in enger Verbindung mit der Professionalisierung der Pflege. Ziel ist die Entwicklung eines (berufs-)politischen Selbstverständnisses innerhalb der Berufsgruppe (Linseisen, 2017). Die derzeitige Situation der berufspolitischen Bildung in der Pflege haben kürzlich der Deutsche Berufsverband für Pflegeberufe (DBfK) sowie der Bundesverband Lehrende Gesundheit- und Sozialberufe (BLGS) untersucht. Sie stellten im Rahmen einer Mitgliederbefragung fest, dass berufspolitische Bildung an den Pflegeschulen und Hochschulen curricular unterschiedlich verortet ist und mit einem festgelegten Stundenumfang zwischen 4 und 80 Stunden stark differiert. In der Pflegepraxis findet berufspolitische Bildung – wenn überhaupt – nur nebenbei statt. Insgesamt kommt die berufspolitische Kompetenzentwicklung in der Pflegebildung zu kurz. Dies liegt u. a. an der teils stark variierenden Auslegung der entsprechenden Rahmenlehrpläne, dem mangelnden Interesse der Lernenden am Thema, fehlenden politischen Kenntnissen – insbesondere bei Lernenden aus anderen politischen Systemen – sowie, und möglicherweise gerade deshalb, an der unterschiedlichen berufspolitischen Kompetenz der Lehrenden. Insgesamt kann von einem Mangel an politischer Bildung in der Pflege gesprochen werden. Dies gilt sowohl für Pflegeauszubildende und -studierende als auch für Pflegefachpersonen (DBfK & BLGS, 2024).

2.5 Didaktik der (berufs-)politischen Bildung in der Pflege

Eine explizierte Pflegedidaktik der politischen Bildung existiert zum jetzigen Stand nicht. Allerdings gibt es einige Parallelen zwischen der Pflegedidaktik und der Politikdidaktik (Bossle & Hilberger-Kirlum, 2024; Hänel, 2024), die nun nachfolgend aufgezeigt werden. Zentrale didaktische Prinzipien der Pflegebildung wie beispielsweise die Fallorientierung, das exemplarische Lernen, die Orientierung an Problemen bis hin zu Handlungskompetenz, Subjektorientierung und Wissenschaftsorientierung finden sich auch in der Politikdidaktik wieder (Bundesinstitut für Berufsbildung, 2020; Sander & Pohl, 2021). Betrachtet man die Bildungsziele der politischen Bildung, die eine Förderung der Mündigkeit und der Selbsterkenntnis intendieren, aber auch auf die Emanzipation des Einzelnen abzielen (Autorengruppe Fachdidaktik, 2016), so gibt es hier wiederum Parallelen zur Pflegebildung. Chinn und Kramer (2022) beschreiben insgesamt fünf Bereiche der Wissensbildung von Pflegefachpersonen, die zur professionellen Versorgung zu Pflegender notwendig sind. Zu diesen zählen das empirische, ethische, personengebundene, ästhetische und emanzipatorische Wissensmuster. Insbesondere das erst später hinzugekommene emanzipatorische Wissensmuster bietet einen Begründungsrahmen für politische Bildungsanlässe in der Pflegebildung. Laut Chinn und Kramer (2022) bedeutet emanzipatorisches Wissen, dass Pflegefachpersonen den gesellschaftlichen und politischen Rahmen ihrer Arbeit kritisch hinterfragen. Sie sollen dabei befähigt werden, soziale und (berufs-)politische Ungerechtigkeiten zu erkennen und diese aktiv zu verändern. Mit dem Ziel, Ungleichheiten in der Pflege zu überwinden und die Lebensbedingungen der Menschen zu verbessern (Bossle & Linseisen, 2025; Chinn & Kramer, 2022).

2.5.1 Parallelen der Politikdidaktik zur subjektorientierten Didaktik nach Ertl-Schmuck und der interaktionistischen Pflegedidaktik nach Darmann-Finck

Insbesondere die subjektorientierte Pflegedidaktik nach Ertl-Schmuck (2010), die sich als zentrales Konstruktionsprinzip auch durch die Rahmen- und Ausbildungspläne der Ausbildung zum Pflegefachmann / zur Pflegefachfrau zieht (Ertl-Schmuck, 2010), bietet entscheidende Impulse einer emanzipatorischen Bildung, wodurch auch das (Berufs-)politische in der Pflege intendiert wird. So geht es um die Stärkung der Subjekte und die Herausbildung ihrer individuellen Handlungsmöglichkeiten und Freiheitsgrade (Ertl-Schmuck, 2010). Der Ansatz geht auf den dialektisch begründeten Subjektbegriff „unterworfen und doch frei" zurück (Ertl-Schmuck, 2023, S. 247). Demnach wird „der Mensch als Zweiheit in der Einheit – Objekt und Subjekt zugleich" gesehen (Meueler, 2009, S. 72). Gleichwohl ist der Mensch aber nicht gänzlich den äußeren und inneren Einflüssen, die ihn zum Objekt werden lassen, ausgesetzt. Ziel der Subjektorientierung ist es, in kritisch-analytischer Auseinandersetzung Situationen der Selbst- und Fremdbestimmung sowie Machtstrukturen aufzudecken und zu überwinden (Ertl-Schmuck, 2023; Meueler, 2009). Die Freiheit, das Unterworfensein zu überwinden, kann durch die Stärkung der Ich-Kräfte erreicht werden, die das Ergebnis von Bildungsprozessen und der eigenen Selbstreflexivität sind (Meueler, 2009). Subjektorientierung geht deswegen mit personaler Bildung einher und wird als eine kritische Entwicklung der eigenen Persönlichkeit und Identität verstanden. Diese Entwicklung zielt darauf ab, Erfahrungen und Strukturen, wie Machtverhältnisse und Formen der Missachtung, die das Individuum auf ein Objekt reduzieren, hinterfragen zu können (Darmann-Finck, 2010; Ertl-Schmuck, 2010). Darmann-Finck (2021) beschreibt in ihrer interaktionistischen Pflegedidaktik neben dem technischen und praktischen Erkenntnisinteresse das emanzipatorische Erkenntnisinteresse als eines von drei Bildungskonzepten im Rahmen einer pflegedidaktischen Heuristik. Dieses intendiert, die „paradoxen und restriktiven gesellschaftlichen Strukturen der Pflege" (S. 214) sowie die darin wirksamen Machtverhältnisse, Strukturgesetzlichkeiten und Formen verdeckter Missachtung, die das pflegerische Handeln beeinflussen, sichtbar zu machen und Lernende dazu zu befähigen, diese kritisch zu reflektieren. Pflegebildung zielt damit nicht nur auf fachliches Verstehen, sondern auf die Entwicklung einer kritisch-reflexiven Haltung, die es den Lernenden erlaubt, Bedingungen von Fremdbestimmung und Missachtung zu erkennen und ihre eigene Position innerhalb dieser Strukturen auszuhandeln. Erst durch diese Reflexion können entsprechende Handlungsmöglichkeiten ausgelotet werden.

Bei der Entwicklung der individuellen Handlungsmöglichkeiten und Freiheitsgrade der Subjekte geht es auch um den Einfluss der Pflegenden auf die Entwicklung hin zu einer echten Profession (Hänel, 2024). Angesichts dessen, dass die

Verhinderung von Pflegekammern auch die Professionalisierung der Pflege verhindert, rücken insbesondere Bildungsfragen in den Fokus, wie die Berufsgruppe zu einer vollwertigen Profession werden kann (Bossle & Hilberger-Kirlum, 2024).

2.5.2 Politische Bildung und Kriterien der Konfliktanalyse nach Giesecke

Politische Bildung erfordert nach Giesecke (1976) eine präzise Analyse von konflikthaften politisch-gesellschaftlichen Sachverhalten. Zur Bewältigung solcher Konflikte, wie in unserem Fall der Gründung von Pflegekammern in Deutschland, empfiehlt er die Entwicklung hin zu einem sog. Aktionswissen. Er beschreibt damit die Überführung des allgemeinen politischen Bewusstseins zu einer konkreten Anwendung. Dies setzt die Fähigkeit voraus, konfliktbehaftete oder veränderungsbedürftige Situationen analysieren zu können. Die Umsetzung erfordert ein strukturiertes methodisches Vorgehen. Giesecke (1976) nennt die folgenden ‚Kategorien zur Konfliktanalyse': Konflikt, Konkretheit, Geschichtlichkeit, Macht, Recht, Interesse, Solidarität, Mitbestimmung, Funktionszusammenhang, Ideologie und Menschenwürde. Bossle und Hilberger-Kirlum (2024) haben die ‚Kategorien zur Konfliktanalyse' nach Giesecke (1976) anhand der Kategorien: Konflikt, Geschichtlichkeit, Macht und Mitbestimmung auf die Pflegekammerentstehung in Deutschland mit Fokussierung auf Bayern angewandt. Diese werden nachfolgend zusammengefasst dargestellt.[2]

Die Kategorie ‚Konflikt' zielt laut Giesecke (1976) auf die Erkennung des eigentlichen Konflikts sowie dessen möglichst genaue Darlegung ab. Konflikte können dabei einen latenten oder manifesten Konfliktcharakter aufweisen. In diesem Zusammenhang ist ebenfalls eine historische Einordnung des Konflikts erforderlich.

In Bezug auf die Pflegekammerdebatte mit dem Fokus auf Bayern beschreiben Bossle und Hilberger-Kirlum (2024) die Debatte um eine berufsständische Selbstverwaltung als einen anhaltenden Verhinderungsdiskurs, der auf patriarchale Strukturen und die traditionelle Fremdbestimmung des Pflegeberufs verweist. Der Konflikt zeigt sich in der anhaltenden politischen Instrumentalisierung von Pflegefachpersonen und den Verzögerungen bzw. Blockaden der Entwicklung von Pflegekammern durch politische und wirtschaftliche Vertreter:innen. Diese Konfliktlinie wird insbesondere in Abschn. 3.5 anhand des dort beschriebenen bayerischen Sonderwegs rekonstruiert. Dort wird dargestellt, dass der bayerische Weg hin zu „(k)einer Pflegekammer" ein rein politisch motivierter Prozess ist (Bossle & Hilberger-Kirlum, 2024, S. 25) und durch Partikularinteressen einiger weniger, aber mächtiger Lobbygruppen geprägt wird. Gleichwohl ist dem Gesetzgeber bekannt, dass die derzeitige Anschlussfähigkeit der Vereinigung der Pflegenden in Bayern (VdPB) durch die geringe Wirkmacht, die fehlende Verortung im

[2] Für eine umfassendere Auseinandersetzung siehe auch: Störfall Pflegekammer – Bildungspolitische Reflexion zur systematischen Verhinderung von Pflegekammern in Deutschland (Bossle & Hilberger-Kirlum, 2024).

Heilberufe-Kammergesetz und die geringe Legitimation hinter echten Pflegekammern zurückbleibt (Bossle & Hilberger-Kirlum, 2024). Folgt man Giesecke (1976), so steckt hinter dieser Konstellation „eine Form des interessegeleiteten politischen Verhaltens“ (Giesecke, 1976, S. 161) wobei der Konfliktcharakter „möglichst zu verschleiern“ (Giesecke, 1976, S. 161) ist.

Nach Giesecke (1976) sind politisch-gesellschaftliche Konflikte nur im historischen Kontext verständlich. Die Geschichtlichkeit erweist sich insofern als bedeutsam, da sie nachvollziehbar macht, in welchem Maße vergangene Ereignisse den heutigen Konflikt mitbestimmen und legitimieren.

Es gilt daher ein Bewusstsein für die historisch bedingten Entwicklungen des Pflegeberufs zu schaffen, die auf die Etablierung von Pflegekammern einwirken. Bossle und Hilberger-Kirlum (2024) begründen dies in ökonomischen Anforderungen an die „Pflege als Sparkonzept“ (Kellner, 2011, S. 93 f.) sowie in der gesellschaftlichen Stellung der Frau, die eng mit der Rolle der Frau in der Pflegehistorie verbunden ist und bis heute die politische Wahrnehmung und (fehlende) Emanzipation der Pflege beeinflusst. Gleichwohl sind an dieser Stelle die Zersplitterungstendenzen der Berufsgruppe zu nennen, die bis heute auf den Berufsstand einwirken und die Berufsgruppe daran hindern, sich zu solidarisieren (Bossle & Hilberger-Kirlum, 2024; Kellner, 2011). Eine dezidierte Darstellung ist dem Abschn. 3.2 zu entnehmen. Die Pflegegeschichte und insbesondere auch die Geschichte der Etablierung einer beruflichen Selbstverwaltung der Pflege kann als ein Prozess der Emanzipation verstanden werden (Bossle & Hilberger-Kirlum, 2024). Wie Giesecke (1976) betont, zeigen sich solche Emanzipationsprozesse immer auch in Emanzipationskämpfen.

Die in Deutschland größtenteils als „Verhinderungsgeschichte“ zu verstehende Entwicklung von Pflegekammern kann nach dieser Annahme also als die Begründung eines noch nicht abgeschlossenen Emanzipationsprozesses gelesen werden (Bossle & Hilberger-Kirlum, 2024, S. 28).

Politische Handlungsprozesse sind laut Giesecke (1976) immer auch von gewissen Machtkonstellationen geprägt. Während Macht einen bestehenden gesellschaftlichen Status stabilisiert, führt Gegenmacht zu dessen Veränderung. Bossle und Hilberger-Kirlum (2024) analysieren hierbei insbesondere die Konfliktlinie des bayerischen Sonderweges, der erkennen lässt, dass die Interessen Dritter und insbesondere mächtiger Wirtschaftsakteure und Träger von Pflegeeinrichtungen und Kliniken über die der Pflege gestellt wurden. Die Gründe dafür stehen eng in Verbindung mit der Kategorie ‚Geschichtlichkeit‘. Die erforderliche Macht-Vermehrung der Pflege durch eine berufliche Selbstverwaltung, die die berufliche Selbstbestimmung, Kompetenzerweiterung und Eigenständigkeit fokussiert, wird von den politischen Akteuren als potenzielle Bedrohung wahrgenommen. Eine Möglichkeit, die Macht-Vermehrung der Berufsgruppen in einem ersten Schritt zu fokussieren, sehen die Autor:innen in der Bildungsarbeit. Der Pflege soll die Notwendigkeit berufspolitischer Organisationen mit verpflichtender Mitgliedschaft aufgezeigt werden. Gleichzeitig ist es notwendig, den Fokus der Pflegenden von der alleinigen Verantwortlichkeit der Einrichtung für die Belange des Berufsstandes hin zu einem Verständnis für die Wirkmacht einer unabhängigen beruflichen Selbstverwaltung zu lenken.

Politische Mitbestimmung beschreibt Giesecke (1976) als das Recht, die individuellen Interessen in politische Entscheidungsprozesse einbringen zu können. Bossle und Hilberger-Kirlum (2024) konstatieren, dass die politische Mitbestimmung und das Einbringen der Interessen der Pflege in Entscheidungsprozesse weitgehend durch berufsständische Vertretungen in Form von Pflegekammern ermöglicht wird.

Auch wenn in zwei Bundesländern bereits Landespflegekammern etabliert sind und Pflegefachpersonen dort politische Mitbestimmung und Entscheidungsbefugnisse im Sinne einer partizipativen Praxis wahrnehmen können, ist die Beteiligung der Pflege am politischen Geschehen in Deutschland als insgesamt gering zu bewerten. Die Interessen der Pflege werden auf politischer Ebene nur begrenzt wahrgenommen und kaum in Entscheidungen einbezogen. Dennoch machen die derzeitigen Entwicklungen deutlich, dass – wenn auch zögerlich – Entwicklungen in Richtung Partizipation der Pflege stattfinden.

2.5.3 Weitere didaktische Prinzipien der berufspolitischen Bildung in der Pflege

Neben der eben beschriebenen Konfliktanalyse nach Giesecke (1976) können weitere didaktische Prinzipien für (berufs-)politische Bildungsmaßnahmen in der Pflege angewendet werden. Hierbei ist zu beachten, dass diese im Sinne der Subjektorientierung an das Erleben, die Interessen und individuellen Deutungen der Lernenden anknüpfen sollen (Tomic & Wiesner, 2013; Wehrstedt & Wiedermann, 2020). Dies kann beispielsweise durch eine problemorientierte Auseinandersetzung mit Situationen der Lernenden aus der Praxis erfolgen, die dort oft Widersprüchlichkeiten erleben, diese aber nur teilweise aufdecken und analysieren können. Aus diesen Situationen oder Problemlagen politische Einflüsse auf ihre Arbeit herauszuarbeiten und zu reflektieren, könnte ein Verständnis dafür entwickeln, in welchen Bereichen die Pflege bereits über Mitbestimmung verfügt oder dringend beteiligt werden muss. Neben Problemlagen und Hindernissen könnten Erzählungen und Darstellungen, die aktuelle Erfolge der Pflege beinhalten, Mut machen und die Relevanz sowie Wirkung berufspolitischen Engagements verdeutlichen. Gleiches gilt für Lehrende oder auch Praxisanleitende, die sich für die Emanzipation der Pflege einsetzen. Diese fungieren als Vorbilder und können den Lernenden zur Erkenntnis verhelfen, dass die Pflege von politischer Teilhabe profitieren kann (DBfK & BLGS, 2024)).

Stets zu beachten im Rahmen von politischen Bildungsmaßnahmen in Deutschland ist der sog. Beutelsbacher Konsens. Er umfasst folgende Kernprinzipien: Das ‚Überwältigungsverbot' untersagt, die Lernenden in ihrer Meinungsbildung zu beeinflussen oder zu manipulieren. Das ‚Kontroversitätsgebot' besagt, dass alles, was in Wissenschaft und Politik kontrovers diskutiert wird, im Unterricht oder sonstigen

Bildungsveranstaltungen ebenfalls kontrovers zu diskutieren ist. Zudem sollen Lernende in die Lage versetzt werden, politische Umstände zu analysieren sowie zu reflektieren, um im Sinne einer begründeten Urteilsbildung eine ‚Befähigung zur politischen Mündigkeit' zu entwickeln (Wehling, 2016).

Literatur

Arabi, A., Rafii, F., Cheraghi, M. A., & Ghiyasvandian, S. (2014). Nurses' policy influence: A concept analysis. *Iranian Journal of Nursing and Midwifery Research, 19*(3), 315–322.

Autorengruppe Fachdidaktik. (2016). Was ist gute politische Bildung? Leitfaden für den sozialwissenschaftlichen Unterricht. Wochenschau Verlag, Frankfurt am Main.

Bensch, S. (2022). Horizontale Feindseligkeit in der Pflege. *PADUA, 17*(4), 203–208. https://doi.org/10.1024/1861-6186/a000689

Bensch, S., & Greening, M. (2023). Fort- und Weiterbildung in der Pflege und im Hebammenwesen. In I. Darmann-Finck & K. H. Sahmel (Hrsg.), Pädagogik im Gesundheitswesen (pp. 201–216). Springer, Berlin und Heidelberg. https://doi.org/10.1007/978-3-662-66832-0_37

BochumerBund. (o. J.). Unser Leitbild. BochumerBund. https://bochumerbund.de/unser-leitbild/. Zugegriffen: 13.03.2025.

Bossle, M., & Hilberger-Kirlum, P. (2024). Störfall Pflegekammer. Bildungspolitische Reflexion zur systematischen Verhinderung von Pflegekammern in Deutschland. *Gesundheits- und Sozialpolitik, 78*(3), 21–29. https://doi.org/10.5771/1611-5821-2024-3

Bossle, M., & Linseisen, E. (2025). Emanzipatorisches Wissen in der Pflegebildung. Ein Wissensmuster als Wegbereiter für Disziplinarität. *PADUA, 20*(2), 63–67.

Budecker, L. S., & Bensch, S. (2023). Berufliche Selbstverständnisse einheimischer und ausländischer Pflegefachpersonen. In M. Bossle & H. Kunhardt (Hrsg.), Integration ausländischer Mitarbeiter in die Pflege: Theorien, Konzepte sowie pädagogische Erfahrungen und Rahmenempfehlungen für die Praxis (1. Aufl., S. 47–79). Hogrefe, Bern. https://doi.org/10.1024/86157-000

Büker, C., & Lademann, J. (2013). *Befragung der beruflich Pflegenden zur Einrichtung einer Pflegekammer in Bayern: Abschlussbericht*. Hochschule München.

Bundesinstitut für Berufsbildung (Hrsg.). (2020). Rahmenpläne der Fachkommission nach § 53 PflBG (2. Aufl). BIBB. https://www.bibb.de/dienst/publikationen/de/16560

Chinn, P. L., & Kramer, M. K (2022). PflegeWissen und Wissensentwicklung: Theoretische Grundlagen und Vorgehen (deutschsprachige Ausgabe: M. Bossle & E. Linseisen, Hrsg.). Elsevier, München.

Darmann-Finck, I. (2010). Interaktion im Pflegeunterricht: Begründungslinien der Interaktionistischen Pflegedidaktik. Peter Lang, Berlin.

Darmann-Finck, I. (2021). Eckpunkte der interaktionistischen Pflegedidaktik. In R. Ertl-Schmuck & J. Hänel (Hrsg.), Theorien und Modelle der Pflegedidaktik (2. Aufl., S. 202–238). Juventa, Weinheim.

DBfK. (2025). DBfK-PflegOMat zur Bundestagswahl ist online (Pressemitteilung). https://www.dbfk.de/de/newsroom/pressemitteilungen/meldungen/2025/DBfK-PflegOMat-zur-Bundestagswahl-ist-online.php

DBfK, B. (2024). *Berufspolitische Bildung – Ergebnisse eines kollegialen Austauschs*. Unveröffentlichtes Dokument.

Deutscher Pflegerat e. V. (o. J.). Geschichte des Verbandes. Deutscher Pflegerat. https://deutscher-pflegerat.de/verband/geschichte. Zugegriffen: 13.03.2025.

Elliott, R. S. (2025). Every nurse can become an advocate: Pathways for meaningful policy change. *Journal of Radiology Nursing, 44*(1), 36–39. https://doi.org/10.1016/j.jradnuc.2024.1287

Ertl-Schmuck, R. (2010). Subjektorientierte Pflegedidaktik. In I. R. Ertl-Schmuck & F. Fichtmüller (Hrsg.), Theorien und Modelle der Pflegedidaktik: Eine Einführung (S. 55–90). Juventa, Weinheim.

Ertl-Schmuck, R. (2023). Subjektorientierte Didaktik in den Gesundheitsfachberufen. In I. Darmann-Finck & K. H. Sahmel (Hrsg.), *Pädagogik im Gesundheitswesen* (S. 247–259). Springer. https://doi.org/10.1007/978-3-662-61428-0_15-1

Freire, P. (1970). *Pedagogy of the oppressed.* Continuum, New York.

Giesecke, H. (1976). Didaktik der politischen Bildung (10. Aufl). Juventa, München.

Hänel, J. (2024). Politik pflegen? *PADUA, 19*(1), 9–14. https://doi.org/10.1024/1861-6186/a000777

Hirt, J., Münch, M., Sticht, S., Fischer, U., Strobl, R., & Reuschenbach, B. (2016). Politische Partizipation von Pflegefachkräften (PolPaP) – Ergebnisse einer Online-Erhebung. *Pflege & Gesellschaft, 21*(4), 346–361.

Hofmann, I. (2012). Die Rolle der Pflege im Gesundheitswesen. *Bundesgesundheitsblatt – Gesundheitsforschung – Gesundheitsschutz, 55*(9), 1161–1167. https://doi.org/10.1007/s00103-012-1540-1

Kaase, M. (1992). Politische Beteiligung/Politische Partizipation. In U. Andersen & W. Woyke (Hrsg.), Handwörterbuch des politischen Systems der Bundesrepublik Deutschland (S. 429–433). VS Verlag für Sozialwissenschaften, Wiesbaden. https://doi.org/10.1007/978-3-322-95896-9_103

Kellner, A. (2011). *Von Selbstlosigkeit zur Selbstsorge*: Eine Genealogie der Pflege. Lit, Berlin.

Klotz, K., & Riedel, A. (2023). Moralisches Belastungserleben von Pflegefachpersonen im Lichte des ICN-Ethikkodex. EthikJournal, 9(1), 1–19 https://www.ethikjournal.de/fileadmin/user_upload/ethikjournal/Texte_Ausgabe_2023_1/Klotz_Riedel_Moralisches-Belastungserleben-von-Pflegefachpersonen.pdf Zugegriffen: 13.02.2025

Krampe, E. M. (2007). Emanzipation durch Professionalisierung? Akademisierung des Frauenberufs Pflege in den 1990er Jahren: Erwartungen und Folgen (2. Aufl). Mabuse, Frankfurt am Main.

Kuhn, A. (2016). Die Errichtung einer Pflegekammer in Rheinland-Pfalz. Springer Fachmedien, Wiesbaden. https://doi.org/10.1007/978-3-658-12541-7

Labrague, L. J., Al Hamdan, Z., & McEnroe-Petitte, D. M. (2018). An integrative review on conflict management styles among nursing professionals: Implications for nursing management. *Journal of Nursing Management, 26*(8), 902–917. https://doi.org/10.1111/jonm.12626

Linseisen, E. (2017). Professionalisierung, Pflege und Politik: Über die Notwendigkeit, ein (berufs-)politisches (Selbst-)Verständnis zu entwickeln. In J. Kemser & A. Kerres (Hrsg.), *Lehrkompetenz lehren* (S. 41–56). De Gruyter, Berlin/Boston. https://doi.org/10.1515/9783110500707-003

Meueler, E. (2009). Die Türen des Käfigs: Subjektorientierte Erwachsenenbildung (völlig überarb. und aktualisierte Neuaufl.). Schneider Hohengehren, Baltmannsweiler.

Pernicka, S. (2023). Proteste und Streiks in der Care-Arbeit: Zur Bedeutung von emotionalen Machtressourcen für kollektives Handeln. *WISO – Wirtschafts- und sozialpolitische Zeitschrift, 46*(3), 16–29. Linz.

Pflegenetzwerk Deutschland (2021). Sich für Pflege stark machen. Pflegenetzwerk Deutschland. https://pflegenetzwerk-deutschland.de/schwerpunkte/zusammenarbeit-im-team/sich-fuer-pflege-stark-machen. Zugegriffen: 24. Nov. 2025.

Rieder, K. (1999). Zwischen Lohnarbeit und Liebesdienst: Belastungen in der Krankenpflege. Juventa, Weinheim und München.

Roberts, S. J. (2000). Development of a positive professional identity: Liberating oneself from the oppressor within. *Advances in Nursing Science, 22*(4), 71–82. https://doi.org/10.1097/00012272-200006000-00007

Rübenstahl, M. (2011). „Wilde Schwestern“: Krankenpflegereform um 1900 (3. Aufl). Mabuse, Frankfurt am Main.

Sander, W., & Pohl, K. (2021). Handbuch: Politische Bildung. Wochenschau, Frankfurt am Main.
Schroeder, W. (2017). Kollektives Beschäftigtenhandeln in der Altenpflege (Study Nr. 373). Hans-Böckler-Stiftung. https://www.boeckler.de/fpdf/HBS-006762/p_study_hbs_373.pdf Zugegriffen: 10.01.2025.
Schubert, K., & Klein, M. (2018). Das Politiklexikon: Begriffe, Fakten, Zusammenhänge (7. völlig überarb. und erw. Aufl.). Bundeszentrale für politische Bildung, Bonn.
Singer, K., & Fleischer, N. (2024). Arbeitsmarktsituation im Pflegebereich (Blickpunkt Arbeitsmarkt). https://statistik.arbeitsagentur.de/DE/Statischer-Content/Statistiken/Themen-im-Fokus/Berufe/Generische-Publikationen/Altenpflege.pdf?__blob=publicationFile&v=13 Zugegriffen: 25.02.2025.
Steinbrecher, M. (2009). Politische Partizipation in Deutschland. Nomos, Baden-Baden. https://doi.org/10.5771/9783845212838
Steppe, H. (2000). Die Pflege und ihr gesellschaftspolitischer Auftrag. *Pflege, 13*, 85–90.
Steppe, H. (Hrsg.). (2001). Krankenpflege im Nationalsozialismus (9. völlig überarb. und erw. Aufl.). Mabuse, Frankfurt am Main.
Taylor, B. (2001). Identifying and transforming dysfunctional nurse–nurse relationships through reflective practice and action research. *International Journal of Nursing Practice, 7*(6), 406–413. https://doi.org/10.1046/j.1440-172X.2001.00323.x
Tomic, P., & Wiesner, C. (2013). Politik in der Pflege. Dr. med. Mabuse, 9/10(205), 56–58.
Urban & Vogel. (2015). Streik in der Pflege – Berechtigt oder ein Tabu? *Heilberufe, 67*(7–8), 46–47. https://doi.org/10.1007/s00058-015-1601-6
Valentine, P. E. B. (2001). A gender perspective on conflict management strategies of nurses. *Journal of Nursing Scholarship, 33*(1), 69–74. https://doi.org/10.1111/j.1547-5069.2001.00069.x
van Deth, J. W. (2000). Das Leben, nicht die Politik ist wichtig. In O. Niedermayer & B. Westle (Hrsg.), Demokratie und Partizipation: Festschrift für Max Kaase (S. 115–135). VS Verlag für Sozialwissenschaften, Wiesbaden. https://doi.org/10.1007/978-3-322-90238-2_7
Vandenhouten, C. L., Malakar, C. L., Kubsch, S., Block, D. E., & Gallagher-Lepak, S. (2011). Political participation of registered nurses. *Policy, Politics & Nursing Practice, 12*(3), 159–167. https://doi.org/10.1177/1527154411425189
Verba, S., Schlozman, K. L., & Brady, H. E. (1995). *Voice and Equality: Civic Voluntarism in American Politics*. Harvard University Press.
Walker, L. O., & Avant, K. C. (2005). Strategies for theory construction in nursing (4. Aufl). Pearson, New Jersey.
Wehling, H. G. (2016). Konsens à la Beutelsbach? Nachlese zu einem Expertengespräch. Textdokumentation aus dem Jahr 1977. In B. Widmaier & P. Zorn (Hrsg.), *Brauchen wir den Beutelsbacher Konsens? Eine Debatte der politischen Bildung*. Bundeszentrale für politische Bildung. http://bvbr.bib-bvb.de:8991/F?func=service&doc_library=BVB01&local_base=BVB01&doc_number=029382394&sequence=000001&line_number=0001&func_code=DB_RECORDS&service_type=MEDIA Zugegriffen: 12.03.2025.
Wehrstedt, N., & Wiedermann, A. (2020). Partizipation von Anfang an. PADUA, 15(4), 209–213. https://doi.org/10.1024/1861-6186/a000568
Weidner, F. (2015). Der große Bluff der Kammergegner. *Die Schwester, der Pfleger, 54*(10), 71–73.
Zegelin, A. (2021). Berufsstolz ist wichtig für Pflegende. *Pflege Professionell – Das Fachmagazin, 36*. https://www.angelika-zegelin.de/app/download/5818192923/berufsstolz_wichtig_fuer_pflegende_AZegelin.pdf Zugegriffen: 10.11.2025.

Pflegekammern: Aufgaben, Potenzial, Diskurs und Status quo

3

Inhaltsverzeichnis

3.1 Aufgaben von Pflegekammern

Da die Bildungsveranstaltung den exemplarischen Fokus auf Pflegekammern legen soll, muss vorab eine sachliche Auseinandersetzung mit dem Thema erfolgen, um daraus Unterrichtsinhalte ableiten zu können. Nachfolgend werden daher die Kernaufgaben von Pflegekammern erläutert.

H. Igl et al., *Politische Partizipation in der Pflege*,
https://doi.org/10.1007/978-3-662-73507-7_3

Zunächst muss eine inhaltliche Abgrenzung zu Berufsverbänden und Gewerkschaften erfolgen. Da es einige Überschneidungen zwischen den Institutionen gibt, kommt es im öffentlichen Diskurs immer wieder zu Vermischungen. Eine klare Differenzierung ist zum Verständnis der Aufgaben von Pflegekammern daher unabdingbar.

Gewerkschaften sind privatrechtliche Vereinigungen und entstehen in der Regel aus eingetragenen Vereinen, die Mitgliedschaft ist stets freiwillig. In erster Linie handelt es sich dabei um eine Vereinigung Arbeitnehmender mit dem Ziel, die Interessen dieser zu vertreten und mit Arbeitgebenden Tarifverträge zu verhandeln. Eine Gewerkschaft kann dazu auch zum Streik aufrufen (Andorff-Woller et al., 2022). Gewerkschaften leisten neben ihrem ‚Kerngeschäft' einen Beitrag zur Förderung der Aus-, Fort- und Weiterbildung sowie der Forschung und betreiben Öffentlichkeitsarbeit. Hier gibt es Parallelen zu Berufsverbänden und den Pflegekammern. Ausschließlich der Gewerkschaft vorbehalten ist dagegen die Verhandlung von Arbeitsbedingungen und das Führen von Tarifverhandlungen. Durch die Gestaltung der Arbeitsbedingungen und dem Stellen von Forderungen an die Politik trägt die Gewerkschaftsarbeit auch zur Qualitätssicherung von Pflege bei (Böhm, 2013).

Bei Berufsverbänden handelt es sich ebenso um eingetragene Vereine mit einer freiwilligen Mitgliedschaft. Ihr Fokus liegt auf der Förderung der Aus-, Fort- und Weiterbildung, Forschung sowie der Öffentlichkeitsarbeit. Mit ihrer Arbeit in diesen Bereichen leisten sie einen wichtigen Beitrag zur Sicherung der Qualität im Pflegeberuf, besonders hinsichtlich der Bildung (Böhm, 2013). Die Vereinigung hat das Ziel, die Interessen der Berufsgruppe sichtbar zu machen und nach außen zu vertreten, auch gegenüber der Politik (Schubert & Klein, 2018).

Bei einer Pflegekammer handelt es sich in der Regel um eine Körperschaft des öffentlichen Rechts (KdöR) und damit um einen Verband, der hoheitliche Aufgaben unter staatlicher Aufsicht übernimmt. Eine Kammer ist also eine Vertretung des Berufsstands auf gesetzlicher Grundlage (Alisch et al., 2004).

Pflegefachpersonen gehören einem Heilberuf an (Art 74 Nr. 19 GG; EU-Richtlinie, 2005/36/EG). Angehörige eines Heilberufs tragen eine besondere Verantwortung gegenüber der Gesellschaft. Im Falle der Pflegeprofession ist es deren Verantwortung für die Sicherung der pflegerischen Versorgung der Bevölkerung (Kuhn, 2024).

Die Regelung zur Zulassung zum Beruf legt der Bund in den § 1–3 des PflBG fest. Der § 4 PflBG verdeutlicht erstmals die besondere Verantwortung der Pflegefachpersonen im Rahmen der ihnen vorbehaltenen Aufgabe zur Steuerung des Pflegeprozesses.

Damit die Pflegefachpersonen ihrem Auftrag der Sicherung der pflegerischen Versorgung der Bevölkerung nachkommen können, müssen ihnen die Bundesländer die Weichen für die Selbstverwaltung in Pflegekammern stellen. Dort bekommen sie die Regelung ihrer beruflichen Angelegenheiten mit der ihnen zur Verfügung stehenden pflegerischen Expertise übertragen.

Die zentrale Aufgabe einer Pflegekammer besteht international im Schutz der öffentlichen Gesundheit und Sicherheit, indem sie einen hohen Standard im Bereich der Pflegepraxis gewährleistet (World Health Organization, 2002). Im Gegensatz zu

Gewerkschaften und Berufsverbänden, die in erster Linie die arbeits- und berufsbezogenen Interessen der Pflegefachpersonen vertreten, richtet sich das Mandat der Pflegekammer vorrangig auf das Gemeinwohl. Sie trägt Verantwortung für die Qualität der Pflege sowie für den Schutz der Grundrechte pflegebedürftiger Menschen und hebt sich damit deutlich von anderen berufsständischen Organisationen ab (Kuhn, 2024).

Weitere Aufgaben der Pflegekammer, welche die Abgrenzung zu Berufsverband und Gewerkschaft verdeutlichen, sind insbesondere die Formulierung einer Berufsordnung, die Regulierung von Fort- und Weiterbildung sowie Forschung, das Erstellen von Gutachten und insbesondere die Erfassung statistischer Daten durch die Registrierung aller Pflegefachpersonen. Diese Aufgaben können ausschließlich von der Pflegekammer übernommen werden (Böhm, 2013).

Die Pflegekammer kann somit bei der engeren inhaltlichen Definition des Pflegeberufs einen Beitrag leisten, indem sie eine Berufsordnung erstellt sowie Fort- und Weiterbildungsordnungen erlässt. Grenzen findet die Pflegekammer in ihren Kompetenzen – jedoch wie alle Heilberufekammern – bei der Zulassung zum Beruf und der Ausgestaltung der Grundausbildung. Dies geht auf die konkurrierenden Befugnisse der Bundes- und Länderebene zurück. So ist der Bund zuständig für die Regelung der Heilberufe, während die Etablierung von Heilberufekammern den Bundesländern obliegt (Kuhn, 2024). Die Festsetzung der Kriterien für die Berufszulassung obliegt ebenso dem Bund, welcher von diesem Recht im Pflegeberufegesetz Gebrauch gemacht hat. Dort sind in den § 1–3 die Bedingungen für die Erteilung der Erlaubnis zum Führen der Berufsbezeichnung definiert (PflBG, 2020, § 1–3). Die Umsetzung der Vorgaben liegt bei den Ländern und den dort zuständigen Behörden.

Auch die Ausbildungsstruktur sowie -inhalte sind durch den Bund im Pflegeberufegesetz und der Ausbildungs- und Prüfungsverordnung (PflAPrV, 2018 ; PflBG, 2020) geregelt, sodass diese Aufgabe auch nicht von den Ländern übernommen wird und somit nicht auf eine Pflegekammer übertragen werden kann.

Laut der Wissenschaftlichen Dienste des Bundestags können die Aufgaben von Pflegekammern in drei Kategorien eingeordnet werden. Als Standesvertretung soll die Pflegekammer die zentrale Stimme der beruflich Pflegenden sein und diese auch in die Gestaltung gesetzlicher Rahmenbedingungen einbringen. Im Rahmen der Standesförderung soll sie die Qualität innerhalb der Profession möglichst hochhalten, indem sie Ordnungen erlässt, Beratungen durchführt und die Bildung im Beruf fördert. Zuletzt soll sie als Standesaufsicht ein Register über die beruflich Pflegenden vorhalten und die Wahrung der Berufspflichten, welche die Kammer in der Berufsordnung definiert, überwachen. Bei Verletzungen dieser ist es Aufgabe der Kammer, die Vorfälle zu prüfen und gegebenenfalls disziplinarisch zu ahnden (Deutscher Bundestag, 2018).

Rheinland-Pfalz hat die Aufgaben der Kammer im Heilberufsgesetz (HeilBG) definiert. Dazu gehören u. a. die Wahrung des Berufsansehens, die berufsfachliche Beratung, die Überwachung der Einhaltung der Berufspflichten sowie die Einleitung nötiger Konsequenzen. Weitere Aufgaben sind die Regelung und Zertifizierung der beruflichen Fort- und Weiterbildung, das Führen eines Weiterbildungsregisters, die Mitwirkung bei der Anerkennung ausländischen Fachpersonals sowie die Ausstellung diverser berufsbezogener Bescheinigungen (HeilBG, 2015, § 3).

Im Folgenden werden einzelne zentrale Aufgaben der Pflegekammer näher erläutert.

3.1.1 Berufsordnung

Eine Berufsordnung ermöglicht der Pflege als eigenständige Berufsgruppe verbindliche Regelungen und fachliche Standards festzulegen. Dies kann – wie dargestellt – die Herausbildung eines professionellen Selbstverständnisses nachhaltig fördern. Sie stellt für Pflegefachpersonen einklagbares Recht dar, wenn deren Aufgaben- und Zuständigkeitsprofil beispielsweise durch Arbeitgebende nicht eingehalten oder verletzt wird.

Im Pflegeberufegesetz ist in § 3 Abs. 2 PflBG festgelegt, dass die Erlaubnis zum Führen der Berufsbezeichnung widerrufen werden kann, wenn § 2 Abs. 2 nicht erfüllt wird. In diesem ist nur definiert, dass eine Erlaubnis erteilt werden darf, sofern die Person „sich nicht eines Verhaltens schuldig gemacht hat, aus dem sich die Unzuverlässigkeit zur Ausübung des Berufs ergibt" (PflBG, 2020, § 2 Abs. 2, S. 4). Welches Verhalten diese Unzuverlässigkeit auszeichnet, ist durch den Gesetzgeber jedoch nicht näher definiert. Hieraus resultiert, dass Sanktionen bei Fehlverhalten von Pflegefachpersonen nur in spezifischen Fällen denkbar sind. Zum einen können Arbeitgebende bei Verletzung der Pflichten im Rahmen des Arbeitsvertrages arbeitsrechtliche Konsequenzen einleiten. Die hier relevanten Pflichten spiegeln jedoch die Interessen der Arbeitgebenden und beziehen sich zumeist nicht im Detail auf ethische oder fachliche Standards der Berufsgruppe (Martini, 2016). Des Weiteren können Pflegefachpersonen geahndet werden, wenn sie gegen geltendes Gesetz verstoßen und ihre Handlungen straf- oder zivilrechtlich relevant sind und auch entsprechend angezeigt werden. Zwischen diesen Möglichkeiten gibt es aber ein großes Spektrum an Verhaltensweisen, welche ebenfalls in der Ausführung des Berufs aus ethischer oder fachlicher Perspektive nicht vertretbar sind. Um dieses Verhalten genauer zu definieren und somit eine Handlungsgrundlage zu schaffen, benötigt es eine Berufsordnung.

Neben der Schaffung von Sanktionsmöglichkeiten hätte die Gestaltung einer Berufsordnung und damit die Niederschrift von Berufspflichten auch zur Folge, dass diese für die Bevölkerung transparent gemacht würden. Dies ermöglicht Pflegeempfänger:innen sowie Angehörigen diese nachzulesen und bei Bedarf auch einzufordern. So würde die Pflegekammer auch in Form einer Beschwerdestelle ihrer Aufgabe der Qualitätssicherung von Pflege nachkommen (Schwinger, 2016). Im Jahr 2023 wurden beispielsweise der Pflegekammer Rheinland-Pfalz 35 Fälle durch Staatsanwaltschaft, Angehörige, ehemalige Mitarbeiter:innen, Medien, Kolleg:innen, Bewohner:innen, Patient:innen, Arbeitgeber:innen und dem Landesamt für Soziales, Jugend und Versorgung gemeldet. Tatvorwürfe waren beispielsweise sexuelle Nötigung, Diebstahl, versuchte Körperverletzung und Betäubungsmittelmissbrauch. Die Kommission Berufspflichtverletzungen der Pflegekammer

Rheinland-Pfalz tagt hierzu einmal monatlich und arbeitet mit zuständigen Behörden zusammen (Landespflegekammer Rheinland-Pfalz, 2024)

3.1.2 Fort- und Weiterbildungsordnung

Neben der Berufsordnung kann die Pflegekammer ebenso Weiterbildungsordnungen erlassen. Dadurch können Titel, Umfang und Lehrinhalte durch die Berufsgruppe selbst definiert werden (HeilBG, 2015, § 47). Die Pflegekammer kann neben Kriterien, die Weiterbildungsstätten erfüllen müssen, um zugelassen zu werden, auch den Prüfungsausschuss für Modul- und Abschlussprüfungen im Rahmen der Weiterbildung selbst festlegen. So erfolgen Prüfungen nicht mehr durch fachfremde Personen, sondern durch die Berufsgruppe selbst (Landespflegekammer Rheinland-Pfalz, 2021).

Neben der Weiterbildungsordnung trat im Juli 2025 auch die erste Fortbildungsordnung der Pflegekammer Rheinland-Pfalz in Kraft. Diese legt ein konkretes Mindestmaß an Fortbildung für die Kammermitglieder fest. Am Beispiel Rheinland-Pfalz sind dies 40 Fortbildungspunkte in zwei Jahren, ein Fortbildungspunkt entspricht dabei 45 min Fortbildung (Landespflegekammer Rheinland-Pfalz, o. J.-d). Dies führt nicht nur dazu, dass das Fachpersonal auf dem aktuellen Stand des Wissens bleibt und damit zu einer höheren Versorgungsqualität beiträgt, sondern auch zu einer Stärkung der Rechte der Arbeitnehmenden, Fortbildungen entsprechend bei den Arbeitgebenden einzufordern.

3.1.3 Register der Pflegefachpersonen

Derzeit müssen Pflegefachpersonen nach Erhalt der Berufsurkunde Änderungen wie Umzüge, Änderungen ihrer Qualifikationen oder die Niederlegung der Tätigkeit an keiner zentralen Stelle melden. Dies hat zur Folge, dass derzeit kein realistisches Bild darüber existiert, wie viele ausgebildete Pflegefachpersonen es in Deutschland gibt, wie viele derzeit ihrer Tätigkeit nachgehen oder wo sie ihr nachgehen.

Die Pflegekammer kann dagegen ein solches Register erstellen und die Mitglieder wären verpflichtet, die o. g. Informationen an die Kammer zu melden. In Rheinland-Pfalz ist dies beispielsweise in § 1 Abs. 5 des Heilberufsgesetzes (HeilBG, 2015, § 1 Abs. 5) geregelt. Diese Daten sind eine notwendige Basis, um die Einhaltung der Berufspflichten gemäß Berufsordnung effektiv überprüfen zu können und bei Bekanntwerden von Verstößen gegen diese disziplinarische Maßnahmen ergreifen zu können, welche im folgenden Absatz näher beschrieben werden. Des Weiteren wären durch das Register genauere Daten für Statistiken zur Kalkulation des Fachpersonalbedarfs vorhanden. Derzeit erfolgen die Erhebungen mittels Befragungen von Arbeitgebenden durch das Statistische Bundesamt. Dabei werden jedoch nur Pflegefachpersonen erfasst, die ihrem Beruf aktuell nachgehen (Statistisches Bundesamt, o. J.).

3.1.4 Disziplinarische Maßnahmen

Um die geschilderte Berufsordnung durchzusetzen, haben Pflegekammern Sanktionsmöglichkeiten gegenüber Pflegefachpersonen, die ihre Berufspflichten verletzen. Die Umsetzung erfolgt durch die Berufsgerichtsbarkeit der Pflegekammer. Deren gesetzliche Grundlage wird im jeweiligen Heilberufsgesetz definiert, am Beispiel Rheinland-Pfalz wird ihr Teil 4 des HeilBG gewidmet (HeilBG, 2015, Teil 4). So kann die Pflegekammer bei Verstößen zwischen verschiedenen Maßnahmen abwägen. Die mildeste Form stellt eine Verwarnung dar. Sie fordert das Kammermitglied zur Einhaltung der Berufspflichten auf. Im zweiten Schritt kann nach Anhörung des Mitglieds eine schriftliche Rüge erfolgen, außerdem kann der Vorstand ein Ordnungsgeld bis zu 50.000 € verhängen. In besonders schweren Verstößen kann der Vorstand der Landespflegekammer ein berufsgerichtliches Verfahren beim Berufsgericht für Heilberufe beantragen, welches seinerseits Warnungen, Verweise und Geldbußen bis zu 200.000 € beschließen kann (HeilBG, 2015, § 12 und § 52). Die Entziehung der Erlaubnis zum Führen des Berufs kann nicht durch die Pflegekammer erfolgen, sondern obliegt wie auch die Zulassung den zuständigen Behörden des Landes.

All diese Maßnahmen erfolgen jedoch in letzter Instanz, denn die Pflegekammer betreibt auch einen Schlichtungsausschuss. Dieser setzt sich bei berufsbezogenen Streitigkeiten in Verbindung mit Kammermitgliedern primär dafür ein, außergerichtliche Lösungen unter den Beteiligten zu finden (Landespflegekammer Rheinland-Pfalz, o. J.-e). Die Pflegekammer hat kein Interesse daran, Pflegefachpersonen zu sanktionieren, wenn es keine schwerwiegenden bzw. rechtfertigenden Gründe dafür gibt.

3.1.5 Kompetenzerhalt

Bereits jetzt sieht die EU-Richtlinie 2005/36/EG vom 7. September 2005 über die Anerkennung von Berufsqualifikationen vor, dass die Mitgliedstaaten dafür Sorge tragen müssen, dass beruflich Pflegende ihr Fachwissen durch Fortbildungen stets auf einem Niveau halten, das für eine qualitativ hochwertige und fachgerechte Pflege nötig ist (Richtlinie, 2005/36/EG, 2005, L255/36 Art. 22b). Es steht fest, dass die Mitgliedsstaaten aufgrund der rasanten Weiterentwicklung des Wissens verantwortlich sind, regelmäßige Fortbildungen durch entsprechende Regelungen sicherzustellen (Richtlinie, 2005/36/EG, 2005, L255/26 [39]). Der Bund hat die Notwendigkeit der stetigen fachlichen Weiterentwicklung von Pflegefachpersonen auch in § 5 Abs. 1 des Pflegeberufegesetzes (Pflegeberufegesetz, 2020) aufgenommen, die Fortbildungspflicht besteht demnach bereits ohne Kammern grundlegend. Die Umsetzung dieser obliegt in Deutschland besonders den einzelnen Bundesländern, es gibt bisher jedoch kaum eine entsprechende Gewährleistung, da nicht überprüft wird, wie regelhaft und zu welchen Themen sich das Pflegepersonal fortbildet. Eine Pflegekammer kann diesen stetigen Kompetenzerhalt sicherstellen, indem sie Kriterien für Fort- und Weiterbildungen bzw. Weiterbildungsordnungen erlässt und die konsequente, angemessene Fortbildung ihrer Mitglieder überwacht.

Mitglieder der Pflegekammer erhalten auch diverse Unterstützung durch die Kammer. Beispielsweise bietet die Pflegekammer Rheinland-Pfalz ihren Mitgliedern Beratung zu berufsfachlichen Fragen, zur Aus- und Weiterbildung, zur Existenzgründung und zu grundlegenden berufs- und arbeitsrechtlichen Fragen an (Landespflegekammer Rheinland-Pfalz, o. J.-b). Darüber hinaus betreibt die Pflegekammer einen Schlichtungsausschuss, der sich bei berufsbezogenen Streitigkeiten in Verbindung mit Kammermitgliedern dafür einsetzt, außergerichtliche Lösungen unter den Beteiligten zu finden (Landespflegekammer Rheinland-Pfalz, o. J.-e).

3.2 Potenzial von Pflegekammern

Die Etablierung von Pflegekammern bringt mit den beschriebenen Aufgaben vielschichtige Chancen für die Berufsgruppe mit sich, welche im Folgenden beleuchtet werden.

3.2.1 Politische Einflussnahme

Derzeit gibt es innerhalb der Berufsgruppe Pflege viele Verbände, Organisationen und weitere Zusammenschlüsse, die es sich zur Aufgabe gemacht haben, die Berufsgruppe zu vertreten, fachlich zu entwickeln oder sie zu organisieren. Alleine unter dem Dach des Deutschen Pflegerats e. V. (DPR) haben sich 21 Berufsverbände zusammengeschlossen (Deutscher Pflegerat e. V., o. J.-b). Es fehlt jedoch eine umfassende Organisation, deren Mitgliederzahlen im Verhältnis zur Größe der Berufsgruppe stehen.

Der Gemeinsame Bundesausschuss (G-BA) ist derzeit das zentrale Gremium auf Bundesebene, welches Entscheidungen bezüglich der Gesundheitsversorgung für die Bevölkerung im Rahmen des Sozialgesetzbuches V trifft. Er besteht aus Vertreter:innen der Kassenärztlichen Bundesvereinigung (KBV), der Kassenzahnärztlichen Bundesvereinigung (KZBV), der Deutschen Krankenhausgesellschaft (DKG) und des Spitzenverbands Bund der Krankenkassen (GKV-Spitzenverband) (SGB V, 1988).

Kritisch darf angemerkt werden, dass die demokratische Legitimation des G-BAs in seiner jetzigen Form durchaus anzuzweifeln ist. Diese Zweifel werden von verschiedenen Stellen geäußert (Brünen, 2019). Auch das Bundesverfassungsgericht hat dies im Nebensatz eines Urteils bestätigt (BVerfG, 1 BvR 2056/12, 2015).

Die berufliche Pflege hat als größte Berufsgruppe des Gesundheitssystems bisher im G-BA nur ein Recht zur schriftlichen Stellungnahme zu ausgewählten Themen, kann also auf Zuruf Entwürfe kommentieren. Ein Stimmrecht hat sie nicht und ist damit nach wie vor nicht gleichgestellt mit der zahlenmäßig kleineren Ärzteschaft, welche durch die Vertretung von KBV, KZBV und DKG stimmberechtigt ist. Aktuell übernimmt die pflegerische Vertretung der DPR, welcher dafür auch eine

Finanzierung erhält (Deutscher Bundestag, 2024). Dieser sieht sich selbst als Übergangsstruktur und bekräftigt weiterhin die Notwendigkeit von Pflegekammern in allen Bundesländern (Deutscher Pflegerat e. V., 2024).

Das Anfang 2025 neu beschlossene Gesundheitsversorgungsstärkungsgesetz (GVSG) bot die Chance für eine erhöhte Mitbestimmung der Berufsgruppe. Im Gesetzentwurf war geplant, der Pflege ein Antrags- und Mitberatungsrecht im G-BA einzuräumen. Nicht näher definierten Pflegeorganisationen wäre es dadurch möglich gewesen, selbstständig Themen auf die Tagesordnung des G-BA setzen zu lassen, aktiv an den Beratungen teilzunehmen und so die Entscheidungsfindung mit ihrer Expertise zu beeinflussen. Für die Übernahme dieser erweiterten Aufgaben hätte die vertretende Pflegeorganisation auch vom Bund finanziell gefördert werden sollen (GVSG-Entwurf, 2024, S. 3). Der federführende Gesundheitsausschuss empfahl die Übernahme dieser Aufgabe durch die Bundespflegekammer (Bundesrat, 2024a) und der Bundesrat sprach sich in seiner Stellungnahme zum Gesetz neben dieser Empfehlung dafür aus, die Ermöglichung des Stimmrechts für die Pflege zu prüfen (Bundesrat, 2024b).

Der Vorsitzende des G-BA, Professor Hecken, sprach sich unterdessen gegen ein Stimmrecht für die Pflege aus, da er u. a. die Legitimation der Pflegeorganisationen dafür anzweifelt (Hamann, 2022). Im final beschlossenen GVSG findet sich die erweiterte Mitsprache nun nicht – die dazu geplante Erweiterung des § 92 SGB V um einen Absatz 7 h (GVGS-Entwurf, 2024, S. 20, Nr. 10 l) wurde ersatzlos gestrichen (GVSG, 2025).

Die Bundespflegekammer wäre demokratisch klarer legitimiert als der DPR, da sie bereits jetzt insgesamt mehr Pflegefachpersonen vertritt, erst recht, wenn perspektivisch auch weitere Landespflegekammern etabliert würden. Aktuell vertritt die Bundespflegekammer mit zwei Landespflegekammern als Mitglieder etwa 270.000 Pflegefachpersonen (Lücke, 2025), während der DPR mit seinen Mitgliedsverbänden etwa 140.000 Mitglieder (Vogler, 2024) vertritt. Entsprechend argumentiert auch der Bundesrat in seiner Stellungnahme: „Dabei sind gerade die Pflegekammern aufgrund der bestehenden Pflichtmitgliedschaft geeignet, den Berufsstand besonders umfassend abzubilden“ (Bundesrat, 2024b, S. 26). Eine starke Bundespflegekammer könnte somit Einwände wie die von Hecken entkräften. Ein weiteres Argument für die Bundespflegekammer als Interessenvertretung ist ihre finanzielle Unabhängigkeit. Sie finanziert sich über die Mitgliedsbeiträge der Pflegefachpersonen selbst. Dies macht sie frei von einer Abhängigkeit durch die Finanzierung des Bundes, wodurch sie unabhängig in ihrer Arbeit und Positionierung wäre.

Ein solcher Zusammenschluss aller Landespflegekammern in der Bundespflegekammer e. V. könnte politische Einflussnahme im Sinne von Arabi et al. (2014) erreicht werden. Die Pflegekammer stellt einen wesentlichen Ausdruck eines (berufs-)politischen Selbstverständnisses dar und ermöglicht Pflegefachpersonen konkrete politische Mitwirkungsrechte, Partizipation sowie Einfluss auf Entscheidungen, die den Pflegeberuf betreffen (Bossle & Hilberger-Kirlum, 2024; Kuhn, 2016). Zusammenfassend bleibt festzustellen, dass eine Verkammerung des Pflegeberufs zu einer Machtverschiebung im Gesundheitswesen zugunsten der Pflege führen würde (Bossle & Hilberger-Kirlum, 2024).

3.2.2 Professionalisierung

Neben der politischen Mitbestimmung kann die Verkammerung der Pflege auch im Hinblick auf die Professionsentwicklung eine wesentliche Rolle spielen. Der Pflegeberuf befindet sich seit Jahrzehnten auf dem Weg einer zunehmenden Professionalisierung, die allerdings noch nicht abgeschlossen ist. Geht man von gängigen Professionsmerkmalen aus, wird der Pflege derzeit ein Semiprofessionsstatus zugeschrieben (Etzioni, 1969), der u. a. auf das Fehlen der beruflichen Selbstverwaltung in Form von Pflegekammern zurückgeführt wird (Kellnhauser, 2012).

Schmeiser (2006) fasst fünf zentrale Merkmale einer Profession zusammen: eine wissenschaftlich fundierte Ausbildung, ein Angebotsmonopol inklusive einer besonderen Erlaubnis zur Berufsausübung, das Vorliegen einer Berufsethik sowie der Dienst am Allgemeinwohl, die unabhängige Selbstregulierung bzw. Autonomie und zuletzt hohes soziales Prestige und eine entsprechend hohe Entlohnung. Im Folgenden wird der Beruf Pflege anhand dieser Kriterien eingeordnet.

Das Merkmal der wissenschaftlich fundierten Ausbildung ist in der Pflege nur teilweise erfüllt. Der Wissenschaftsrat empfahl bereits 2012 eine Akademisierungsquote von 10–20 % (Wissenschaftsrat, 2012), die tatsächliche Quote bleibt allerdings deutlich unter diesen Werten. So liegt die Akademisierungsquote in Bezug auf primärqualifizierende Studiengänge gerade bei 0,43 % und auch die Gesamtquote (Einbezug aller pflegerischen Bachelor-Studiengänge) liegt nur bei 3,2 % (Wissenschaftsrat, 2023). Das Pflegestudiumstärkungsgesetz, welches zum 01. Januar 2024 in Kraft trat, soll u. a. durch die Vergütung primärqualifizierend dualer Pflegestudiengänge die Akademisierung des Pflegeberufs weiter vorantreiben (PflStudStG, 2023, Art. 1, Nr. 12). Selbst wenn die vom Wissenschaftsrat empfohlene Quote erreicht wird, bleibt Deutschland im internationalen Vergleich hinter anderen Ländern zurück, in denen die Ausbildung grundlegend auf Bachelor-Niveau erfolgt (Kuhn, 2024).

Das Angebotsmonopol als Merkmal ist seit den im Pflegeberufegesetz definierten Vorbehaltsaufgaben von examinierten Pflegefachpersonen gegeben (Pflegeberufegesetz, 2020, § 4). Durch diese Novellierung haben Pflegefachpersonen erstmals die Möglichkeit, diese neuen Rechte auch gegenüber Organisationsverantwortlichen bzw. Arbeitgebenden einzufordern. Hierbei kann die Pflegekammer unterstützen (Kuhn, 2024). Das Pflegeberufegesetz regelt außerdem die Voraussetzungen für die Erlaubnis zum Führen der Berufsbezeichnung (Pflegeberufegesetz, 2020, § 2).

Eine Berufsethik und der Dienst am Allgemeinwohl ist dem Pflegeberuf inhärent. Der Ethikkodex des ICN (International Council of Nurses, 2021) gilt auch in Deutschland als grundlegender Ethikkodex, jedoch braucht es zur Umsetzung dieses Kodex und weiterer ethischer Leitlinien auch eine Institution, die für die Umsetzung einsteht. Eine Pflegekammer kann den Kodex in ihrer Berufsordnung festigen und schafft damit eine Anspruchsgrundlage. Die Pflegekammer RLP hat den ICN-Ethikkodex in ihre Berufsordnung aufgenommen, somit ist dieser für rheinland-pfälzische Pflegefachpersonen bindend (Berufsordnung der Pflegekammer Rheinland-Pfalz, 2020).

Sollten im beruflichen Kontext Situationen auftreten, in denen die ethischen Leitlinien verletzt werden, können sowohl Pflegefachpersonen als auch Pflegeempfänger:innen ihre Rechte bei der Kammer einfordern oder um eine Prüfung der Situation bitten. Die Pflegekammer Rheinland-Pfalz unterstützt ihre Mitglieder durch die Arbeitsgruppe Ethik (Landespflegekammer Rheinland-Pfalz, o. J.-a).

Im Rahmen der Bürgerbefragung ‚Öffentlicher Dienst 2024' sollten die Befragten anhand einer Auswahl verschiedener Berufsgruppen angeben, wie hoch ein Beruf bei ihnen jeweils angesehen ist. Die Krankenpflege landet hierbei mit 90 % – nach der Feuerwehr – auf dem zweiten Platz und damit noch vor der Ärzteschaft (86 %). Die Altenpflege liegt mit ebenfalls 86 % mit dieser gleichauf (Deutscher Beamtenbund, 2024). Das Ansehen in der Gesellschaft scheint damit insgesamt sehr hoch zu sein, im Gehalt spiegelt sich dies bisher jedoch nicht entsprechend wider. Klammer et al. (2018) stellten bei ihrer Untersuchung der Gender-Pay-Gap fest, dass frauengeprägte Berufe, zu welchen die Pflege mit einem aktuellen Frauenanteil von 82 % (Singer & Fleischer, 2024) zu zählen ist, im Vergleich zu männerdominierten Berufen trotz ähnlicher Anforderungen weniger verdienen. Hierzu wurden Berufe anhand der Kriterien Wissen und Können, psychosoziale Aspekte, physische Aspekte und Verantwortung miteinander verglichen. Der daraus resultierende Index zeigt auf, dass die nicht akademisierte Pflege mit 28 von maximal 32 Punkten zu den anspruchsvollsten der untersuchten Berufe gehört. Dennoch bleibt er bei der Bezahlung beispielsweise hinter den Ingenieurswissenschaftler:innen (CW-Index 28, Frauenanteil 21 %) deutlich zurück (Klammer et al., 2018). Die Aushandlung der Gehälter ist primär Aufgabe der Gewerkschaften, die Pflegekammer kann mit ihrer politischen Arbeit jedoch die argumentative Grundlage für die Verhandlungen stützen (Kuhn, 2024).

Das Merkmal der Autonomie ist ohne Pflegekammern für die Pflege bisher nicht erfüllt. Entscheidungen über den Berufsstand werden in den Bundesländern ohne Kammer bisher ohne Mitbestimmungsrecht der Berufsangehörigen getroffen. Teilweise werden wohl Berufsverbände gehört, diese können jedoch nur beratend partizipieren. In den Bundesländern mit Pflegekammer hingegen ist die Berufsgruppe in der Position, ihre Angelegenheiten weitestgehend autonom zu behandeln. Über die Berufsordnung und die Rechte für deren Durchsetzung sind Pflegefachpersonen in der Lage, selbst zu entscheiden, welches Verhalten sanktioniert werden soll und welches nicht. Auch bei Fällen der Berufsgerichtsbarkeit ist die Pflegefachexpertise eingebunden, da zwei Kammermitglieder die Richter:in unterstützen (HeilBG, 2015, Teil 4, § 60, Abs. 1). Auch durch die eigenständige Ausgestaltung von Fort- und Weiterbildung wird die Autonomie der Berufsgruppe gestärkt. Die in Deutschland größtmögliche Autonomie wäre durch den Zusammenschluss der Landespflegekammern in der Bundespflegekammer erreichbar. Diese könnte als größte Institution des Pflegeberufs in Gesetzgebungsverfahren eingebunden werden (Kuhn, 2024).

3.2.3 Qualitätssicherung

Die mit dem Schutz der Bevölkerung und deren qualitativ hochwertiger Versorgung einhergehenden positiven Auswirkungen für unsere Gesellschaft wirken sich untrennbar auch auf die Berufsgruppe selbst aus. Damit die Pflege der Menschen an Qualität gewinnen kann, setzt sich eine Pflegekammer auch für entsprechende Rahmenbedingungen ein und fordert ein angemessenes Arbeitsumfeld für die Berufsgruppe, wie beispielsweise die Bundespflegekammer während der Corona-Pandemie (Bundespflegekammer, 2020). Durch die Förderung der fachlichen sowie ethischen Bildung sorgt die Pflegekammer außerdem für eine hohe Kompetenz des Pflegepersonals, welche sich positiv auf die Selbst- sowie Fremdwahrnehmung auswirken könnte.

3.3 Positionen verschiedener Akteur:innen in Bezug auf Pflegekammern in Deutschland

Trotz der Chancen, die die Etablierung von Pflegekammern für die Berufsgruppe mit sich bringt, sind die Positionen in Deutschland dazu sehr unterschiedlich und die Debatten dazu kontrovers. Einige Positionen sollen im folgenden Abschnitt beispielhaft geschildert werden.

Kritik an Pflegekammern kommt immer wieder von der Vereinten Dienstleistungsgewerkschaft (ver.di). Diese positioniert sich öffentlich klar gegen die Errichtung von Pflegekammern und bringt dafür verschiedene Gründe vor. Ver.di kritisiert beispielsweise, dass die Etablierung von Pflegekammern keinen spürbaren Nutzen in Form von verbesserten Arbeitsbedingungen oder einer gesteigerten Pflegequalität für die Pflegefachpersonen in der Praxis bringen würde. Ein großer Schwerpunkt der Kritik liegt außerdem auf der Pflichtmitgliedschaft, welche ver.di als ‚Zwang' (ver.di, 2025) bezeichnet. Die Verantwortung, die Bevölkerung vor unsachgemäßer Pflege zu schützen, sieht ver.di beim Staat und nicht bei der Berufsgruppe selbst, weshalb sie die Finanzierung der Kammer durch Beiträge der Pflichtmitglieder ablehnt. Eine Verkammerung führe demnach zu einer weiteren ‚Fremdbestimmung' (ver.di, 2025), da die Pflegefachpersonen neben ihrer Verpflichtung gegenüber den Arbeitgebenden zusätzlich Pflichten gegenüber der Kammer hätten. Laut ver.di sei beispielsweise eine Berufsordnung für Pflegefachpersonen kaum umsetzbar, da sie als zumeist abhängig Beschäftigte die Rahmenbedingungen nur wenig beeinflussen können. Auch die Fortbildungspflicht wird kritisiert, da eine Pflegekammer die Arbeitgebenden nicht gleichzeitig verpflichten könne, Finanzierung und Freistellung für die Fortbildungen zu gewährleisten. Ver.di behauptet, dass eine Aufwertung der Pflege ausschließlich über Arbeitsbedingungen und Bezahlung und damit im Rahmen gewerkschaftlicher Organisation zu erreichen ist (ver.di, 2025). Ver.di ist auch maßgeblich an Protestaktionen und Kampagnen gegen die Pflegekammer beteiligt, wie beispielsweise in Baden-Württemberg (ver.di, 2023). Derweil unterstützt ver.di die aktuell in Bayern bestehende VdPB als Form berufsständischer Vertretung (ver.di, 2024). Diese hat ähnliche Aufgaben wie eine Pflegekammer, unterliegt aber weitreichenden Einschränkungen. Die wesentlichen Unterschiede werden in Abschn. 3.5 erläutert. Auch innerhalb von ver.di gibt es jedoch Mitglieder, welche sich explizit für eine echte Pflegekammer aussprechen (ver.di.-Pflegenetzwerk an der Medizinischen Hochschule in Hannover, 2015). Sie betonen in ihrem Papier, dass Gewerkschaft und Pflegekammer kein Widerspruch sind und befürworten eine Zusammenarbeit beider. Sie plädieren auch dafür, die Diskussion auf die Ausgestaltung der Beteiligung in einer Pflegekammer zu lenken, statt die vorherrschenden Pro- und Kontra-Debatte weiterzuführen.

Andere Gewerkschaften positionieren sich konstruktiv bis befürwortend, so spricht sich der BochumerBund explizit für einen ‚Dreiklang' aus Gewerkschaft, Pflegekammer und Berufsverbänden aus (BochumerBund, o. J.) und auch Komba befürwortet eine Zusammenarbeit im Sinne der Mitglieder (Pielok, 2019).

Der Bundesverband privater Anbieter sozialer Dienste e. V. (bpa) vertritt in vielen Punkten ähnliche Positionen wie ver.di. Der bpa sieht eine Pflegekammer beispielsweise nicht als wirkliche Interessenvertretung der Pflegenden, da die Institution durch das Ministerium beaufsichtigt werde. Die Pflichtmitgliedschaft wird ebenso problematisiert, da sie zusätzliche Verpflichtungen für die Berufsangehörigen bedeute, während gleichzeitig der Nutzen für die Praxis angezweifelt wird. Der bpa plädiert dafür, die Aufwertung des Pflegeberufs über bereits bestehende Organisationen wie Berufsverbände und Gewerkschaften zu erreichen (Bundesverband privater Anbieter sozialer Dienste e. V., 2016).

Auch aus der Berufsgruppe selbst gibt es eine Gegenbewegung zur Pflegekammer. So organisieren sich Gegner:innen der Kammer beispielsweise in mehreren Facebook-Gruppen, wie gegen die Pflegekammer NRW (Nein zur NRW Pflegekammer!, 2018). Kammergegner:innen nennen verschiedene Gründe für ihre Ablehnung.

Auch im Jahr 2025 kam es erneut zu Protesten gegen die Pflegekammer Rheinland-Pfalz sowie zu einer Petition, die deren Auflösung fordert. Die Initiatorin der Petition begründet ihr Engagement vor allem mit eigenen negativen Erfahrungen in der Verwaltung der Kammer, insbesondere im Zusammenhang mit der Erhebung der Mitgliedsbeiträge. Zudem führt sie als Leitung einer Pflegeeinrichtung an, dass Rheinland-Pfalz durch die Pflichtbeiträge einen Standortnachteil bei der Gewinnung von Fachpersonal habe. Die Petition erhielt 2833 Unterschriften[1] (Lücke, 2025), bei rund 40.000 Kammermitgliedern in Rheinland-Pfalz (Landespflegekammer Rheinland-Pfalz, o. J.-f). Auch andere Teilnehmende der Proteste nennen vor allem die Pflichtmitgliedschaft und die Beitragserhebung als Gründe für ihren Widerstand. Gleichzeitig bemängeln sie, die Pflegekammer habe in den zehn Jahren ihres Bestehens nichts für die Pflegefachpersonen erreicht und keine spürbaren Verbesserungen bewirkt (dpa, 2025).

Dabei ist zu berücksichtigen, dass berufliche Selbstverwaltung in einem föderalistischen System wie Deutschland nur dann flächendeckend Wirkung entfalten kann, wenn alle Bundesländer Pflegekammern etablieren. Zehn Jahre sind zudem ein vergleichsweise kurzer Zeitraum, insbesondere im Vergleich zu den Ländern, in denen die pflegerische Selbstverwaltung bereits seit über 100 Jahren fest verankert ist.

Büker und Lademann (2013) führten im Rahmen der Überlegungen zur Gründung einer Pflegekammer in Bayern eine Befragung unter Pflegefachpersonen durch, um deren Einstellungen zur Kammer zu ermitteln. In der Befragung wurden

[1] Unklar ist, ob es sich bei den Unterschriften ausschließlich um Pflegefachpersonen gehandelt hat.

sowohl Argumente für als auch gegen die Pflegekammer erfasst. Die Gegner:innen der Pflegekammer nannten vor allem Bedenken hinsichtlich einer finanziellen Belastung durch die Mitgliedsbeiträge sowie die fehlende Freiwilligkeit der Mitgliedschaft als zentrale Ablehnungsgründe. Zusätzlich wurden Bedenken hinsichtlich der Kontrollfunktion der Kammer in Bezug auf die Berufspflichten geäußert, wobei insbesondere die Fortbildungspflicht abgelehnt wurde. In diesem Zusammenhang wurde vor allem die Möglichkeit von Sanktionen bei der Nichterfüllung von Fortbildungspflichten als problematisch angesehen. Darüber hinaus wurde die Pflegekammer als eine zusätzliche bürokratische Instanz wahrgenommen, deren Nutzen für die Berufsangehörigen als gering eingeschätzt wurde. Ein weiteres Argument gegen die Kammer war die Einschätzung, dass sie keine signifikanten Handlungsbefugnisse in Bezug auf Arbeitsbedingungen und Gehälter in der Pflege besitze. Demgegenüber führten Befragte, die der Kammer positiv gegenüberstanden, insbesondere die Hoffnung auf eine stärkere Interessenvertretung, intensivere Lobbyarbeit und einen Zuwachs an beruflicher Macht als zentrale Gründe an. Darüber hinaus wurde erwartet, dass die Kammer zur Steigerung der Attraktivität des Pflegeberufs und zur Förderung eines stärkeren beruflichen Selbstverständnisses beitragen würde. Ein weiteres Argument für die Kammer war die Annahme, dass sie eine Vereinheitlichung der Qualifikationen im Pflegeberuf auf überregionaler Ebene vorantreiben könnte. Auch die Überwachung der Berufspflichten durch die Kammer wurde als vorteilhaft erachtet.

Berufsverbände wie der DBfK oder übergeordnet der DPR setzen sich seit Jahren konsequent für eine Pflegekammer ein (Deutscher Bundesverband für Pflegeberufe, o. J.; Deutscher Pflegerat, 2018). So fasst Mast (2016) zusammen, dass die Mehrheit der Pflegeverbände bereits seit 2004 eine Pflegekammer befürwortet und Gegenstimmen insbesondere von der derzeit vorherrschenden Gewerkschaft ver.di und von Arbeitgebendenverbänden kommen. Da eine gemeinsame Positionierung von Gewerkschaft und Arbeitgebendenverbänden gegen die Pflegekammer laut Mast (2016) im Widerspruch zum gewerkschaftlichen Auftrag der Interessenvertretung der Arbeitnehmenden steht, stellt sie die These auf, dass Angst vor einem Verlust an Mitgliedern und finanziellen Mitteln der Beweggrund der Gewerkschaft sei.

Abschließend bleibt zu bedenken, dass die Verkammerung des Berufs angesichts der weitreichenden Bedeutung der Pflege für die gesamte Gesellschaft nicht allein von der Entscheidung der Berufsgruppe für oder gegen eine Kammer abhängig sein darf. Das Übernehmen von Verantwortung in Form der Selbstverwaltung stellt laut Giese et al. (2022) sogar eine Pflicht der Berufsgruppe Pflege dar. Der ICN-Ethikkodex unterstreicht die Verantwortlichkeit der Pflegefachpersonen, aktiv zur Sicherung einer qualitativen pflegerischen Versorgung beizutragen (International Council of Nurses, 2021). Auch Christine Vogler, Präsidentin des deutschen Pflegerats e. V., vertritt die Ansicht, dass die Berufsgruppe politisch dazu verpflichtet werden muss, sich zu organisieren, um eine bestmögliche Gesundheitsversorgung sicherstellen zu können. Es sei die Aufgabe des Staates, für diese Sicherung zu sorgen (Heeser, 2022).

Vor diesem Hintergrund wurden in Deutschland in den vergangenen Jahren verschiedene Überlegungen zur Errichtung von Pflegekammern diskutiert und teilweise umgesetzt.

3.4 Status quo der Pflegekammern in Deutschland

Im folgenden Unterkapitel erfolgt eine Beschreibung der Situation der Pflegekammern in unterschiedlichen Bundesländern. Insgesamt gab und gibt es bereits in einigen Bundesländern Überlegungen, eine Landespflegekammer zu etablieren. Die nachfolgenden Beschreibungen beschränken sich auf diejenigen Bundesländer, die dies bereits umgesetzt haben oder die Pflegekammer wieder abgewickelt haben.

3.4.1 Rheinland-Pfalz

Die Landespflegekammer Rheinland-Pfalz (RLP) besteht als älteste Pflegekammer in Deutschland seit dem 01. Januar 2016 (Hauptsatzung der Landespflegekammer Rheinland-Pfalz, 2024). Sie ist als KdöR die gesetzliche Berufsvertretung aller Pflegefachpersonen des Bundeslandes Rheinland-Pfalz (Hauptsatzung der Landespflegekammer Rheinland-Pfalz, 2024, § 1, Abs. 1). Der Gründung vorausgegangen ist 2013 eine Abstimmung der Berufsgruppe sowie eine groß angelegte Informationskampagne hinsichtlich der Aufgaben einer Pflegekammer. Letztlich votierte die Berufsgruppe mit einer Zustimmung von 75,9 % klar für die Errichtung einer Landespflegekammer in RLP (Kuhn, 2016; Weidner et al., 2013), obwohl im Rahmen der Informationskampagne ein deutliches Wissensdefizit innerhalb der Berufsgruppe aufgedeckt werden konnte, was den Gründungsprozess potenziell hätte bedrohen können. Es konnte jedoch beobachtet werden, dass mit einem höheren Informationsgrad der Pflegenden auch der Grad der Akzeptanz und Zustimmung zur Pflegekammer anstieg (Kuhn, 2016). Mit dem positiven Votum begann die dreijährige Gründungsphase der Pflegekammer RLP. Die entsprechende Gesetzesgrundlage wurde durch die Verabschiedung des Heilberufsgesetzes durch den Landtag in RLP am 17. Dezember 2014 geschaffen. Es folgte eine intensive Arbeitsphase des Gründungsausschusses, dessen Arbeit mit dem ersten Zusammenkommen der Kammerversammlung vom 25. bis 26. Januar 2016 endete (Kuhn, 2024).

Derzeit vertritt die Pflegekammer RLP über 40.000 Pflegefachpersonen (Landespflegekammer Rheinland-Pfalz, o. J.-f). Pflichtmitglieder sind alle Pflegefachpersonen, die in Rheinland-Pfalz ihren Beruf ausüben. Die Möglichkeit einer freiwilligen Mitgliedschaft können zudem Pflegehilfskräfte sowie Personen mit einer Beschäftigung außerhalb von Rheinland-Pfalz in Anspruch nehmen (Hauptsatzung der Pflegekammer Rheinland-Pfalz, § 3 Abs. 3). Der Präsident der Pflegekammer RLP ist Markus Mai und die Vizepräsidentin Andrea Bergsträsser (Landespflegekammer Rheinland-Pfalz, o. J.-g). Die inhaltliche Arbeit der Pflegekammer RLP wird in verschiedenen Ausschüssen und Arbeitsgruppen geleistet. In den Ausschüssen kommen die Selbstverwaltungsaufgaben zum Tragen. Diese existieren zum Satzungsrecht, den Finanzen und zur Bildung. Die Arbeitsgruppen hingegen bündeln die Expertise der Mitglieder zu bestimmten Themenfeldern und Aufgaben, wie beispielsweise der Berufsordnung, der Fortbildungsordnung, Ethik und anderen Grundsatzfragen (Landespflegekammer Rheinland-Pfalz, o. J.-a). Um die Interessen der Berufsgruppe Pflege zu vertreten, arbeitet die Pflegekammer RLP in einer Vielzahl an Gremien auf Landes- und Bundesebene mit (Landespflegekammer Rheinland-Pfalz, o. J.-f). Zur Festlegung der Rechte, Pflichten, Aufgaben und Verantwortlichkeiten von Pflegefachpersonen hat die Pflegekammer Rheinland-Pfalz eine Berufsordnung entwickelt (Landespflegekammer Rheinland-Pfalz, o. J.-c). Darüber hinaus liegen derzeit sieben Weiterbildungsordnungen vor – u. a. für die Qualifikation in der Praxisanleitung sowie für die Intensivpflege und Pflege in der Anästhesie – die ebenfalls von der Pflegekammer erstellt wurden. Zusätzliche Weiterbildungsordnungen werden derzeit erarbeitet (Landespflegekammer Rheinland-Pfalz, o. J.-h). Mit der Pflicht der Pflegenden, sich regelmäßig fortzubilden (HeilBG, 2015, § 22 Abs.1 Nr.1), wurde neben der Berufsordnung und den Weiterbildungsordnungen auch eine Fortbildungsordnung erstellt. Diese trat am 01.07.2025 in Kraft (Landespflegekammer Rheinland-Pfalz, o. J.-d).

3.4.2 Schleswig-Holstein

Die Pflegekammer Schleswig-Holstein war als KdöR die berufsständische Vertretung von 24.109 Pflegefachpersonen. Sie bestand vom 21. April 2018 bis 11. Dezember 2021 und wurde nach einer Urabstimmung der Mitglieder per Gesetz aufgelöst (Lücke, 2024; Pflegeberufekammer Schleswig-Holstein, 2021). Hintergrund der Errichtung der Pflegekammer war, anders als in Rheinland-Pfalz, nicht der Wunsch nach einer beruflichen Selbstverwaltung, sondern nach einer Berufsordnung für die Pflege, die eben von Pflegekammern initiiert wird (Vilsmeier, 2015), zit. nach Kuhn, 2024, S. 105). Ähnlich wie in Rheinland-Pfalz ging auch der Pflegekammergründung in Schleswig-Holstein 2013 eine Meinungsumfrage innerhalb der Berufsgruppe voraus, jedoch wurde diesbezüglich nicht die gesamte Berufsgruppe befragt, sondern lediglich eine repräsentative Stichprobe aus 1170 Pflegefachpersonen. Knapp mehr als die Hälfte der befragten Personen stimmte für die Errichtung einer Pflegekammer (TNS Infratest, 2013, zit. nach Deutscher Bundestag, 2018, S. 8). Dies wurde als Votum für die Pflegekammererrichtung gewertet, woraufhin der Landtag in Schleswig-Holstein ein Pflegeberufekammergesetz (PBKG) auf den Weg brachte. Anders als in Rheinland-Pfalz war eine Aufnahme in das Heilberufsgesetz vorerst nicht geplant. Verabschiedet wurde das PBKG im Jahr 2015 (PBKG, 2015, § 45). Der einberufene Errichtungsausschuss hatte zweieinhalb Jahre Zeit, die Berufsangehörigen zu registrieren sowie die Mitglieder der ersten Kammerwahl zu wählen (PflBerErG SH, 2015, § 3 Abs. 1, 2). Eine finanzielle Förderung vonseiten der Landesregierung gab es nicht (Kuhn, 2024). Im Jahr 2018 nahm die Pflegekammer Schleswig-Holstein schließlich ihre inhaltliche Arbeit auf (SpringerPflege, 2018). Bereits ein Jahr zuvor kam es in Schleswig-Holstein zu einem Regierungswechsel, sodass fortan eine Koalition aus CDU, FPD und Grünen regierte. Insbesondere die CDU und die FDP standen der Pflegekammer ablehnend gegenüber (Kuhn, 2024; Lücke, 2024).

Gegen Ende 2019 wurde der Pflegekammer Schleswig-Holstein vom FDP-geführten Sozialministerium des Landes unter Heiner Garg eine Anschubfinanzierung in Höhe von drei Millionen Euro angeboten – mit dem Ziel, die Beitragslast der Mitglieder zu senken. Diese Förderung war allerdings an die Bedingung geknüpft, im 1. Quartal 2021 eine Urabstimmung unter den Mitgliedern der Pflegekammer über das Fortbestehen durchzuführen (Schleswig-Holsteinischer Landtag, 2019). Der Pflegekammer Schleswig-Holstein blieb nichts anderes übrig, als das Angebot anzunehmen und das, obwohl sich die Pandemie zum damaligen Zeitpunkt in ihrer Hochphase befand und die Stimmung der Pflegenden, wie überall im Land, am Boden war. Die Urabstimmung fand im Februar 2021 statt (Sleziona, 2020). Die Mitglieder konnten dabei zwischen den beiden Optionen ‚die Pflegekammer wird aufgelöst' oder ‚die Pflegekammer wird unter Beibehaltung der Pflichtmitgliedschaft und der Pflichtbeiträge fortgeführt' wählen (Schleswig-Holsteinischer Landtag, 2019). Die Beteiligung der Mitglieder lag bei 73,68 %. Es stimmten 91,77 % für die Auflösung der Pflegekammer, wohingegen 8,23 % für die Fortführung der Pflegekammer stimmten. Dies wurde als klares Votum gegen das Bestehen der Pflegekammer Schleswig-Holstein gewertet, was zur Auflösung dieser zum 11. Dezember 2021 führte (Landesportal Schleswig-Holstein, 2022).

3.4.3 Niedersachsen

Die Pflegekammer in Niedersachsen war die dritte Pflegekammer in Deutschland und als KdöR die berufsständische Vertretung von Pflegefachpersonen. Sie bestand seit 08. August 2018 und wurde am 30. November 2021 per Gesetz aufgelöst (Lücke, 2024). Bereits Ende 2012 beauftragte das Sozialministerium in Niedersachsen ein Forschungsinstitut, um eine repräsentative Umfrage unter den Pflegefachpersonen hinsichtlich der Errichtung einer Landespflegekammer in Niedersachsen durchzuführen. Es wurden 1.039 Pflegefachpersonen im Rahmen eines persönlichen Interviews befragt, wobei die Aufgaben einer Pflegekammer einleitend erläutert wurden. Die Befragung war Ende Januar und somit drei Monate vor der entsprechenden Befragung in Rheinland-Pfalz abgeschlossen. Das Ergebnis zeigte ein klares Votum für die Pflegekammergründung in Niedersachsen: 67 % der befragten Personen stimmten für die Errichtung der Pflegekammer, während 13 % dagegen waren, 14 % neutral und 6 % keine Angabe machten (Infratest dimap, 2013). Obwohl dieses Ergebnis für sich sprach, vergingen noch knapp vier Jahre, bis der entsprechende Gesetzesentwurf im niedersächsischen Landtag verabschiedet wurde. Schließlich trat das Gesetz zur Errichtung einer Pflegekammer am 01. Januar 2017 in Kraft. Wie auch in Schleswig-Holstein war eine Aufnahme in das bestehende Heilberufsgesetz nicht vorgesehen, stattdessen erfolgte die Verortung im Kammergesetz für die Heilberufe in der Pflege (PflegeKG) (Kuhn, 2024). Kurz nachdem der Errichtungsausschuss der Pflegekammer seine Arbeit aufgenommen hatte, brachten vorgezogene Landtagswahlen in Niedersachsen diese ins Wanken. Die CDU warb im Wahlkampf bereits damit, die Pflegekammer auf den Prüfstand zu stellen. Hohe Mitgliedsbeiträge oder Geldstrafen für den Fall eines Nichtbeitritts würde es unter einer CDU-geführten Regierung nicht geben (Christlich Demokratische Union Deutschlands, 2017). Die letztlich gewählte Koalition aus SPD und CDU einigte sich darauf, die Pflegekammer in Niedersachsen zur Mitte der Legislaturperiode zu evaluieren (Sozialdemokratische Partei Deutschlands & Christlich-Demokratische Union, 2017). Eine Finanzierung aus Mitteln des Landes Niedersachsen war für die Pflegekammer nicht vorgesehen, stattdessen finanzierte sich die Kammer in der Gründungsphase aus Krediten, später aus den Beitragszahlungen der Mitglieder. Die Kammerversammlung konstituierte sich am 08. August 2018. Kurz vor Weihnachten desselben Jahres wurden die Beitragsbescheide an die Mitglieder versendet. Dies löste erhebliche Kritik aus, die sich insbesondere auf den Zeitpunkt der Versendung in der Vorweihnachtszeit, auf die Formulierung des Anschreibens sowie auf die fehlende Information zum Beitragsverfahren bezog. Das Jahr 2019 war daraufhin von andauernden Protesten gegenüber der Pflegekammer Niedersachsen geprägt. Die Landesregierung schlussfolgerte daraus, die Evaluation der Pflegekammer um ein halbes Jahr vorzuziehen – nur ein Jahr nach der begonnenen Kammerarbeit. Von der damaligen Sozialministerin Carola Reimann (SPD) wurde bereits vorab angekündigt, dass das Ergebnis politisch umgesetzt werde (Landespflegekammer Niedersachsen, 2020).

Im Sommer 2020 wurde die Evaluation schließlich von einem unabhängigen Forschungsinstitut durchgeführt. Es stimmten 70,6 % für die Abschaffung der Pflegekammer, 22,6 % für deren Fortbestand und 6,8 % enthielten sich. Dies galt als klares Votum der Berufsgruppe. Am 08. Mai 2021 trat das Gesetz zur Auflösung der Pflegekammer Niedersachsen in Kraft und am 30. November 2021 wurde sie aufgelöst (Niedersächsisches Ministerium für Soziales, Gesundheit und Gleichstellung, o. J.).

3.4.4 Nordrhein-Westfalen

Die Pflegekammer NRW ist die zweite derzeit bestehende Pflegekammer in Deutschland (Deutscher Berufsverband für Pflegeberufe, o. J.). Sie konstituierte sich am 16. und 17. Dezember 2022 durch die Kammerversammlung und nahm ihre Arbeit am 20. Januar 2023 auf. Der Gründung ging ein Gesetz zur Errichtung der Pflegekammer NRW voraus, das am 14. Juli 2020 in Kraft trat und die gesetzlichen Rahmenbedingungen zur Gründung festlegte (Ministerium für Arbeit, Gesundheit und Soziales des Landes Nordrhein-Westfalen, 2022). Es umfasste u. a. eine Aufnahme in das Heilberufsgesetz des Landes NRW (HeilBerG, 2000, § 1 Nr. 3). Die Pflegekammer NRW ist als KdöR die Berufsvertretung aller Pflegefachpersonen in NRW und umfasst derzeit 227.989 Mitglieder (Stand: Dezember 2023) (Millich, 2023). Pflichtmitglieder sind alle Pflegefachpersonen, die in NRW arbeiten oder, falls sie ihren Beruf nicht in NRW ausüben, dort wohnen. Zudem können weitere Personen wie Pflegeassistenzpersonen mit einer mindestens einjährigen Ausbildung sowie Auszubildende und Studierende in einem Pflegefachberuf freiwillig Mitglied werden (Hauptsatzung der Pflegekammer Nordrhein-Westfalen, 2023, § 3). Die Präsidentin der Pflegekammer NRW ist Sandra Postel und der Vizepräsident Jens Albrecht (Landespflegekammer Nordrhein-Westfalen, o. J.-b). Der Bildungsausschuss hat bereits eine Weiterbildungsordnung entwickelt, die am 01. Januar 2024 in Kraft trat und vorerst fünf Fachweiterbildungen in der Pflege regelt (Landespflegekammer Nordrhein-Westfalen, o. J.-c). Zuletzt entwickelte die Pflegekammer Nordrhein-Westfalen eine Berufsordnung, um die Rechte, Verpflichtungen, Aufgaben und Verantwortungen der Pflegefachpersonen zu beschreiben. Bis Ende des Jahres 2024 wurden dafür sieben Regionalkonferenzen abgehalten, um in einem partizipativen Prozess die Vorschläge und Wünsche der Pflegefachpersonen anzuhören und diese in die Gestaltung der Berufsordnung einfließen zu lassen. Zudem konnten sich die Mitglieder im Dezember 2024 nochmals zum finalen Entwurf der Berufsordnung mit Änderungswünschen äußern (Landespflegekammer Nordrhein-Westfalen, (Landespflegekammer Nordrhein-Westfalen o. J.-a). Seit 19.08.2025 ist die Berufsordnung in Kraft (Landespflegepflegekammer Nordrhein-Westfalen, 2025).

3.4.5 Baden-Württemberg

Die Enquetekommission ‚Pflege in Baden-Württemberg zukunftsorientiert und generationengerecht gestalten' gab der Landesregierung Baden-Württemberg im Jahr 2016 die Handlungsempfehlung, bei Zustimmung der Berufsgruppe eine Pflegekammer zu errichten (Landtag von Baden-Württemberg, 2016). Im Koalitionsvertrag 2016 verständigten sich die Regierungsparteien Bündnis 90/Die Grünen und die CDU darauf, eine Umfrage bei den Pflegenden durchzuführen und bei Zustimmung die Gründung der Pflegekammer zu initiieren (Bündnis 90/Die Grünen Baden-Württemberg & CDU Baden-Württemberg, 2016). Die in Auftrag gegebene Befragung ergab eine Zustimmung von 68 % der Berufsangehörigen (Kantar Public, 2018). Aufgrund der Corona-Pandemie wurde der Gesetzgebungs- und Gründungsprozess 2020 vorübergehend pausiert. Mit der neuen Legislaturperiode und dem entsprechenden Koalitionsvertrag 2021 wurde der Prozess der Errichtung wieder aufgenommen (Bündnis 90/Die Grünen Baden-Württemberg & CDU Baden-Württemberg, 2021). Der entsprechende Gesetzesentwurf zur Errichtung einer Pflegekammer wurde am 24. Mai 2023 beschlossen und trat am 13. Juni 2023 in Kraft. Daraufhin erfolgte eine Registrierung aller Berufsangehörigen, die danach die Möglichkeit hatten, Einwendungen gegen diese zu erheben. Für die Wahl der Vertreterversammlung und Gründung der Pflegekammer wurde vom Landtag Baden-Württemberg im entsprechenden Gesetz zur Errichtung einer Landespflegekammer festgelegt, dass ein Quorum von mindestens 60 % erreicht werden muss. Das bedeutet, es dürfen maximal 40 % der registrierten Pflegefachpersonen der Registrierung widersprechen (Landtag von Baden-Württemberg, 2023; Ministerium für Soziales, Gesundheit und Integration Baden-Württemberg, 2023). Am 10. Juni 2024 erklärte das Ministerium das Quorum mit über 59 % als verfehlt und die Pflegekammer Baden-Württemberg als gescheitert (Baden-Württemberg Ministerium für Soziales, Gesundheit und Integration, 2024).

3.4.6 Bayern

Mit der Vereinigung der Pflegenden in Bayern (VdPB) verfügt Bayern seit 2018 über eine KdöR, die nicht durch das Heilberufe-Kammergesetz (HKaG) geregelt ist, sondern auf Grundlage des Bayerischen Pflegendengesetzes (BayPfleG) – vormals Pflegendenvereinigungsgesetz (PfleVG) – agiert.

Im Kontrast zu den Pflegekammern ist die Mitgliedschaft in der VdPB für Pflegefachpersonen sowie Pflegehilfspersonen mit mindestens einjähriger Ausbildung freiwillig und beitragsfrei (BayPfleG, 2017, Art. 1 Abs. 2). Die aktuelle Zahl der Mitglieder ist nicht öffentlich einsehbar.

In ihrer derzeitigen Ausgestaltung steht die demokratische Legitimation der VdPB wiederholt in der Kritik. Insbesondere die fehlende Pflichtmitgliedschaft für Pflegefachpersonen, die Beitragsfreiheit sowie die Abhängigkeit vom Staatsministerium für Gesundheit und Pflege (StMGP), das sowohl die Rechts- als auch die Fachaufsicht ausübt, werden dabei als zentrale Schwachpunkte benannt (Bayerischer Landespflegerat, 2022). Künftig soll die VdPB weiterentwickelt werden. Die VdPB, der bayerische Landespflegerat und die Landesdekanekonferenz Pflegewissenschaft wurden dazu auf Grundlage des ‚Ausschusses zur Reform und Weiterentwicklung der VdPB zu einer starken Selbstverwaltung der professionellen Pflege in Bayern‘ zur Weiterentwicklung der VdPB bestellt. Wobei insbesondere eine Pflichtregistrierung, die Legitimation durch steigende Mitgliederzahlen, die Definition von Berufs- und Weiterbildungsordnungen sowie die Finanzierung vorangetrieben werden sollen (Bayerisches Staatsministerium für Gesundheit und Pflege, 2023).

Im Abschn. 3.5 erfolgt eine detaillierte Darstellung der Pflegekammergeschichte in Bayern.

3.4.7 Bundespflegekammer

Die Bundespflegekammer wurde 2020 als eingetragener Verein gegründet. Dies geht aus der 2019 abgehaltenen Pflegekammerkonferenz des Deutschen Pflegerates, der Landespflegekammer Rheinland-Pfalz sowie der damals bestehenden Landespflegekammern Schleswig-Holstein und Niedersachsen hervor (Hauptsatzung der Bundespflegekammer, o. J.).

Die Bundespflegekammer soll insbesondere die politischen Interessen aller beruflich Pflegenden in Deutschland sowie der Pflegeorganisationen vertreten. Dies erfolgt über die Zuständigkeiten der Landespflegekammern hinaus und richtet sich an die Öffentlichkeit, die Medien, die Bundesregierung, weitere Akteure im Gesundheitswesen sowie die Heilberufekammern. Zudem soll sie durch Muster- und Rahmenordnungen die Landespflegekammern bei ihrer Arbeit unterstützen, um beispielsweise zu vermeiden, dass die von ihnen definierten Berufs-, Fort- und Weiterbildungsordnungen große Unterschiede aufweisen (Hauptsatzung Bundespflegekammer, o. J., § 3).

Nach der Abwicklung der Pflegekammern Schleswig-Holstein und Niedersachsen sowie der gescheiterten Errichtung der Pflegekammer Baden-Württemberg besteht die Bundespflegekammer derzeit lediglich aus den aktuell bestehenden Landespflegekammern Rheinland-Pfalz und Nordrhein-Westfalen (Bundespflegekammer, o. J.).

Voraussetzungen für eine Mitgliedschaft der jeweiligen Landespflegekammern in der Bundespflegekammer sind die Übertragung hoheitlicher Selbstverwaltungsaufgaben im Sinne einer Körperschaft des öffentlichen Rechts, die Pflichtmitgliedschaft aller Pflegefachpersonen des jeweiligen Bundeslandes und die Beitragspflicht ihrer Mitglieder (Hauptsatzung Bundespflegekammer, o. J., § 2). Dies könnte sich künftig ändern. Vor wenigen Monaten änderte die Bundespflegekammer ihre Satzung. Diese ist Stand jetzt (November 2025) noch nicht öffentlich einsehbar, soll aber die Möglichkeit eröffnen, weitere Mitglieder aufzunehmen (Lücke, 2025).

3.5 Pflegekammergeschichte in Bayern

Die in dieser Arbeit konzipierte Bildungsveranstaltung wird derzeit primär in Bayern durchgeführt. Deswegen wird die ‚bayerische Entwicklung' an dieser Stelle noch einmal detailliert dargestellt.

Die neuere Geschichte der Pflegekammer in Bayern beginnt 2011. Der damalige Staatsminister für Umwelt und Gesundheit, Dr. Markus Söder (CSU), ruft gemeinsam mit Vertreter:innen der Pflegeberufsverbände das ‚Bündnis für Pflegekammer' aus. Ziel des durch die CSU initiierten Vorstoßes war es, in Bayern eine Pflegekammer einzurichten, die Aufgaben einer beruflichen Selbstverwaltung übernimmt. Ihr sollten alle Pflegefachpersonen verpflichtend angehören, so wie es auch für andere akademische Heilberufe wie Ärzt:innen, Zahnärzt:innen, Tierärzt:innen, Psychotherapeut:innen und Apotheker:innen üblich ist (Bayerisches Staatsministerium für Umwelt und Gesundheit, 2011). Bayern war damit das erste Bundesland mit derart deutlichen und öffentlichen Überlegungen, eine berufsständische Selbstverwaltung für die Berufsgruppe Pflege zu schaffen. Die Motivation für diesen – alle Fachleute überraschenden – Vorstoß des späteren Ministerpräsidenten war anscheinend durch innenpolitische Machtkämpfe mit der Ministerin des benachbarten Ressorts für Arbeit und Sozialordnung, Familie und Frauen, Christine Haderthauer (CSU), bedingt. Trotz deutlicher Gegenstimmen des damaligen Koalitionspartners FDP, die den Punkt Pflegekammer von der Tagesordnung des Landtags streichen lies (Rammoser, 2011), hielt die CSU weiter am Vorhaben der Gründung einer Pflegekammer fest (Ärztezeitung, 2011). Der Nachfolger im Amt des Gesundheitsministers,[2] Marcel Huber (CSU), machte die Errichtung einer Pflegekammer in Bayern von der Zustimmung der Berufsgruppe selbst abhängig. Im Jahr 2013 wurde in der Folge den beruflich Pflegenden die Möglichkeit gegeben, sich für oder gegen die Errichtung der Pflegekammer auszusprechen (Büker & Lademann, 2013). Die

[2] Markus Söder wurde durch Umbesetzungen im Kabinett Horst Seehofer 2011 ins Amt des Bayerischen Staatsministers der Finanzen, für Landesentwicklung und Heimat berufen.

Befragung der Berufsgruppe wurde vom Staatsministerium für Umwelt und Gesundheit bei der Staatlichen Hochschule München und TNS Infratest in Auftrag gegeben. Im Vorfeld fanden Informationsveranstaltungen verschiedener Interessensgruppen für Pflegende statt, die sich entweder für oder gegen die Pflegekammererrichtung aussprachen.

Büker und Lademann (2013) kamen laut Abschlussbericht zu dem Ergebnis, dass 50 % der beruflich Pflegenden die Errichtung der Pflegekammer befürworteten, 34 % sie ablehnten, 13 % mit ‚weiß nicht/ist mir egal' stimmten und 3 % keine Angabe machten. Angesichts der Zahlen wird deutlich, dass sich, wenn auch knapp, die Mehrheit der Abstimmenden für die Errichtung einer Pflegekammer in Bayern aussprach. Dies wird auch dadurch deutlich, dass die Zustimmung mit dem Grad der Information stieg. So lag in der Gruppe der informierten Pflegefachpersonen der Grad der Zustimmung bei 63 %. In der Gruppe derjenigen, die einen niedrigen Informationsstand zur Pflegekammer hatten, war der Anteil an Pflegefachpersonen, die keine Meinung zur Errichtung einer Pflegekammer hatten, mit 20 % überdurchschnittlich hoch. Schlussfolgernd wurde empfohlen, die Pflegefachpersonen hinsichtlich der Pflegekammer weiter zu informieren. Insbesondere sollten diejenigen, die einen geringen Informationsstand aufweisen, angesprochen werden, um bei den „Unentschlossenen" einen Beitrag zur deutlichen Meinungsbildung zu leisten.

Interessant ist auch aus vertiefter Datenperspektive auf die Interpretation der Ergebnisse von Büker und Lademann (2013) zu blicken: Es wird deutlich, dass bei der Auswertung der Befragung diejenigen Items, die unbeantwortet blieben – sog. Nonresponse-Raten – nach wissenschaftlichem Standard eigentlich aus der Statistik herauszurechnen gewesen wären. Dies erfolgte bei der bayerischen Pflegekräftebefragung nicht. Stattdessen wurden die unbeantworteten Items als ‚weiß nicht/ist mir egal' gewertet. Hätte man diese – wie üblich – herausgerechnet, wäre eine absolute Mehrheit von 51,56 % erreicht und eine Kammergründung unumgänglich gewesen (Kuhn, 2024).

Die damalige bayerische Gesundheitsministerin Melanie Huml (CSU) interpretierte die Ergebnisse der repräsentativen Untersuchung trotzdem als klares Votum der bayerischen Pflegefachpersonen für die Errichtung einer Pflegekammer und rief die beteiligten Parteien auf, den Weg hin zu einer berufsständischen Interessenvertretung und Selbstverwaltung gemeinsam zu bestreiten (Bayerische Staatsregierung, 2014). Kurze Zeit später wurde das Ergebnis der Befragung von politischer Seite allerdings nicht mehr als klares Votum für die Errichtung einer Pflegekammer interpretiert, sondern lediglich als notwendige Bedingung, der Thematik weitere Beachtung zu schenken. Als Hauptargument wurde hier der hohe Grad an Ablehnung eines Pflichtbeitrags angeführt. In diesem Zusammenhang ist wichtig, den Einfluss verschiedener Interessensgruppen der Pflege zu erwähnen. Durch die Stärkung der Stimme der Berufsgruppe Pflege sowie deren wachsende Einflussnahme auf politische Entscheidungen befürchteten einflussreiche Lobbygruppen einen Machtverlust zu erleiden (vgl. Hilberger-Kirlum, 2016).

Ein in der Folge von der Gesundheitsministerin einberufener Runder Tisch zur Pflegekammer bestehend aus Kammerbefürworter:innen und -gegner:innen diskutierte daraufhin nicht mehr über die Umsetzung einer Pflegekammergründung in

Bayern, sondern lediglich über *Alternativen zur Verkammerung*. Insofern kann der Runde Tisch als „Initialereignis für die Nicht-Verkammerung der Pflegeberufe in Bayern" bezeichnet werden (Hilberger-Kirlum, 2016, S. 2). Als Ergebnis des Runden Tisches wurde letztlich eine Alternative zur Pflegekammer vorgestellt, die beiden – Befürworter:innen und Gegner:innen der Pflegekammer – gerecht werden sollte: ein „Pflegering"[3] als Körperschaft des öffentlichen Rechts (KdöR), der Aufgaben der beruflichen Selbstverwaltung übernehmen und den Pflegenden politische Teilhabe ermöglichen soll, aber ohne Pflichtmitgliedschaft und Pflichtbeiträge, so Huml (Redaktion Rechtsdepesche, 2015).

Trotz erheblicher Kritik aus der Berufsgruppe, den Berufsverbänden, dem Bayerischen Landespflegerat sowie der Bayerischen Landesdekanekonferenz, die insbesondere die einseitige Gewichtung zugunsten von Interessensvertreter:innen wie Arbeitgebern und Trägern sowie die nachrangige Berücksichtigung der Interessen der Pflegenden bemängeln, hält Bayern weiterhin am Sonderweg des Pflegerings fest (Di Bella, 2016).

Am 06. April 2017 wurde schließlich der Gesetzentwurf des Pflegendenvereinigungsgesetzes vom bayerischen Landtag verabschiedet, welches am 01. Mai 2017 in Kraft trat (Huml, 2017). Ein halbes Jahr später wurde der Gründungsausschuss zur Errichtung der „Vereinigung der Pflegenden in Bayern", kurz VdPB, gebildet, der mit dem Aufbau der VdPB und dem Erlass einer Hauptsatzung beauftragt wurde, die 2018 in Kraft trat. Ende 2018 erfolgte die Aufnahme der ersten Mitglieder (Vereinigung der Pflegenden in Bayern, o. J.-d).

An diesem Punkt stellt sich berechtigterweise die Frage, ob es sich beim bayerischen Sonderweg der VdPB um eine der Pflegekammer gleichgestellte berufliche Selbstverwaltung handelt. Dies wird nachstehend anhand wesentlicher Merkmale einer Pflegekammer analysiert.

Die gesetzliche Verortung einer Pflegekammer erfolgt im jeweiligen Heilberufekammergesetz der Bundesländer, wie auch im Falle der Pflegekammer in Rheinland-Pfalz oder Nordrhein-Westfalen (HeilBerG, 2000; HeilBG, 2015). Die VdPB findet sich hingegen im Bayerischen Pflegendengesetz (BayPfleG), welches 2024 das Pflegendenvereinigungsgesetz ablöste, wieder. Sie ist damit nicht im Heilberufekammergesetz in Bayern geregelt. Daraus ergibt sich für den Berufsstand Pflege weiterhin eine mangelnde Gleichberechtigung gegenüber anderen Berufsgruppen im Gesundheitswesen, die im Heilberufekammergesetz aufgenommen sind (Hanika, 2019).

Sowohl bei einer Pflegekammer als auch bei der VdPB handelt es sich um eine Körperschaft des öffentlichen Rechts (BayPfleG, 2017, Art. 1 Abs. 1 S. 1). Diese fallen in den Zuständigkeitsbereich der Bundesländer und agieren im Sinne einer funktionalen Selbstverwaltung im Rahmen der ihr überlassenen Aufgaben selbstständig. Die zuständigen Behörden kontrollieren lediglich die Rechtmäßigkeit, jedoch nicht die Zweckmäßigkeit ihrer Handlungen (Hanika, 2019). Anders ist der Sachverhalt in Bayern. Hier übernimmt das zuständige Staatsministerium für Gesundheit, Pflege und Prävention Aufgaben der Rechts- und Fachaufsicht

[3] Der Begriff wurde als Nachahmung zum Modell des Bayerischen Jugendrings gewählt.

(BayPfleG, 2017, Art. 6 Abs. 1 S. 2) und schränkt somit die selbstständige Entscheidungsbefugnis der VdPB stark ein.

Mitglieder einer Pflegekammer sind per Gesetz alle Pflegefachpersonen des jeweiligen Bundeslandes (Hauptsatzung der Landespflegekammer Rheinland-Pfalz, 2024, § 3, Abs. 1). Diese müssen sich verpflichtend bei der Pflegekammer registrieren lassen und einen Mitgliedsbeitrag entrichten, der sich an ihrem monatlichen Einkommen bemisst. Die VdPB setzt dabei auf eine freiwillige Mitgliedschaft der Berufsgruppe. Mitglieder können alle Pflegefachpersonen, Pflegehilfspersonen mit mindestens einjähriger Ausbildung werden (BayPfleG, 2017, Art. 1 Abs. 2). Die Mitgliedschaft in der VdPB ist zudem für ihre Mitglieder kostenfrei (Vereinigung der Pflegenden in Bayern, o. J.-b). Aufgrund der Freiwilligkeit der Mitgliedschaft hat die VdPB keine hinreichende Legitimation für die gesamte Berufsgruppe, sondern lediglich für deren Mitglieder (Hanika, 2019; Kuhn, 2024). Seit 1. Juni 2025 registriert die VdPB alle Pflegefachpersonen in Bayern im Sinne eines staatlichen Berufsregisters, wie es bereits für die Praxisanleitenden besteht. Die Registrierung im Berufsregister bedeutet aber nicht, dass die Pflegenden auch Mitglied der VdPB werden (BayPfleg, 2017, Art. 7, Abs. 1; Millich, 2024; Vereinigung der Pflegenden in Bayern, 2024). Fünf Monate nach Beginn des Berufsregisters in Bayern sind lediglich 13.000 Pflegefachpersonen bei geschätzt 160.000 registriert. 92 % der Pflegefachpersonen kommen ihrer Registrierungspflicht demnach nicht nach oder wissen noch gar nicht, dass es diese Pflicht gibt (Bayerischer Landtag, 2025a).

Heilberufekammern, zu denen auch die Pflegekammern zählen, finanzieren sich über Beitragsordnungen aus den erhobenen Kammerbeiträgen der Mitglieder (HeilBG, 2015, § 16 Abs 0.1). Die VdPB erhebt keine Beiträge und finanziert sich aus staatlichen Geldern nach Maßgabe des Staatshaushaltes (BayPfleG, 2017, Art. 6 Abs. 1). Das Ausmaß der Finanzierung ist folglich immer von der staatlichen Haushaltslage und dem politischen Willen einer hinreichenden Finanzierung abhängig.

Eine Pflegekammer hat die Aufgabe, eine Berufsordnung zu erlassen und somit die Rechte und Pflichten der Berufsgruppe zu beschreiben sowie die Fort- und Weiterbildungen im Pflegebereich zu regeln und die Durchführung von jährlichen Fortbildungen ihrer Mitglieder zu prüfen (Deutscher Pflegerat, 2018). Die VdPB ist gemäß Art. 2 Abs. 1 S. 1 Nr. 1 BayPfleG für die Entwicklung und Förderung von Fort- und Weiterbildungsangeboten zuständig. Eine Autonomie hinsichtlich der Fort- und Weiterbildungen besteht vonseiten der VdPB nicht. Derzeit ist die VdPB im Rahmen der Verordnung zur Ausführung des Pflege- und Wohnqualitätsgesetzes und Weiterbildung in der Pflege und Hebammenkunde (AVPfleWoqG) für alle Weiterbildungen der Langzeitpflege sowie die Weiterbildung zur Praxisanleitung zuständig. Einrichtungen, die die Weiterbildungen zur Praxisanleitung, Pflegedienstleitung, Einrichtungsleitung und die gerontopsychiatrische Pflege und Betreuung anbieten möchten, müssen sich und ihre Weiterbildungsangebote von der VdPB zertifizieren lassen (Vereinigung der Pflegenden in Bayern, o. J.-c).

Mit dem Art. 2 Abs.1 S.1 Nr.6 BayPfleG wurde die VdPB vom bayerischen Gesetzgeber beauftragt, eine Berufsordnung zu erarbeiten, die dann formal staatlich verabschiedet wird. Damit eine Berufsordnung für Pflegende praxistauglich und tragfähig wird, ist eine umfassende Beteiligung der Berufsgruppe üblich – so wie es auch bei den Pflegekammern in NRW und RLP der Fall war. Fraglich ist, wie diese, angesichts der marginalen Mitgliederzahl der VdPB von geschätzt 4500 Pflegenden, sichergestellt werden kann.

Wie bereits in Abschn. 3.1 beschrieben, sind übergeordnete Ziele der Pflegeberufekammern die Sicherung der professionellen und sicheren pflegerischen Versorgung der Bürger:innen sowie die berufsständische Vertretung der Pflege. Dabei übernimmt die Pflegekammer Selbstverwaltungsaufgaben im Sinne der Standesförderung, Standesvertretung und Standesaufsicht der Berufsgruppe (Deutscher Bundestag, 2018; Hanika, 2015). Die VdPB hingegen kann diese Aufgaben aufgrund der fehlenden Legitimation nur bedingt übernehmen (Hanika, 2019). Übergeordnete Ziele der VdPB sind dagegen die Interessenvertretung der Pflege gegenüber der Politik sowie die Stärkung der Berufsgruppe (Hauptsatzung der Vereinigung der Pflegenden in Bayern, (Brünen 2019). Daneben fördert sie die Entwicklung von Bildungsangeboten, wird auf Verlangen der Gerichte zu Gutachtertätigkeiten bestellt und führt Erhebungen zum Pflegepersonalbedarf und der Arbeitssituation in der Pflege durch. Sie berät die Mitglieder in verschiedenen rechtlichen, ethischen und fachlichen Fragestellungen (Vereinigung der Pflegenden in Bayern, o. J.-a). Weitere Aufgaben können vom zuständigen Staatsministerium übertragen werden (BayPfleG, 2017, Art. 2 Abs. 1 S. 2).

Ein vom Staatsministerium für Gesundheit, Pflege und Prävention in Auftrag gegebenes Gutachten, das auf die Evaluation der VdPB abzielt, bleibt bis heute unveröffentlicht. Daraus geht hervor, dass die „VdPB in ihrer aktuellen Konzeption kaum Wirksamkeit entfalten kann und eine Weiterentwicklung dringend geboten ist" (Kienbaum Consultants, 2022, S. 6, zit. nach Bayerischer Landespflegerat, 2022, S. 2). Vertreter:innen der VdPB, des bayerischen Landespflegerates (BLPR) und der bayerischen Landesdekanekonferenz Pflegewissenschaft konnten zum Gutachten Stellung nehmen. Zusammengefasst lassen sich aus den Stellungnahmen folgende Notwendigkeiten erkennen: die Stärkung der Mitgliedschaft zur Erreichung einer Legitimation, die Erstellung einer Berufs- und Weiterbildungsordnung, die Schaffung einer Kommission zur Weiterentwicklung der VdPB und die Schaffung eines verpflichtenden Berufsregisters (Gesetzentwurf der Staatsregierung zur Änderung des Pflegendenvereinigungsgesetzes, 2023). Aus dem neuen BayPfleG geht die Möglichkeit hervor, dass eine Kommission einberufen werden kann, die die Weiterentwicklung der VdPB beratend begleitet und dem Staatsministerium Empfehlungen vorlegt (BayPfleG, 2017, Art. 4 Abs. 1 S. 1; Art. 4 Abs. 2 S. 1 f.). Diese Kommission setzt sich zusammen aus fünf Mitgliedern des BLPR, fünf Mitgliedern der VdPB und drei Mitgliedern der Landesdekanekonferenz Pflegewissenschaft (BayPfleG, 2017, Art. 4 Abs. 1 S. 2–4). Die Kommission kann jederzeit einberufen werden, spätestens aber nach 5 Jahren (BayPfleG, 2017, Art. 4 Abs. 2 S.1). Diese regelmäßige Evaluation der VdPB soll künftig im Zuge des vierten Modernisierungsgesetzes der bayerischen Staatsregierung gestrichen werden (Bayerischer Landtag, 2025b). Damit würde der Kernauftrag der Kommission, nämlich die Weiterentwicklung und Reform der VdPB, verloren gehen, bevor er überhaupt wirklich begonnen hat (Bayerischer Landespflegerat, 2025).

Aus den vorangegangenen Beschreibungen lässt sich die lange Konfliktlinie keiner Pflegekammer in Bayern erkennen. Entscheidend ist dabei, dass der bayerische Sonderweg der VdPB in der jetzigen Konzeption keine berufsständische Selbstverwaltung ist. Die Gesetzesänderungen im Rahmen des BayPfleG sind ein Anfang. Um die Anschlussfähigkeit an Pflegeberufekammern im nationalen und internationalen Raum zu erreichen, ist aber weit mehr nötig, als nacheinander einzelne Kammerelemente zu ergänzen (Bayerischer Landespflegerat, 2024).

Literatur

Alisch, K., Arentzen., & Winter, E. (2004). Gabler Wirtschaftslexikon (16. Aufl.). Gabler Verlag, Wiesbaden.

Arabi, A., Rafii, F., Cheraghi, M. A., & Ghiyasvandian, S. (2014). Nurses' policy influence: A concept analysis. *Iranian Journal of Nursing and Midwifery Research, 19*(3), 315–322.

Ärztezeitung. (2011). Söder will Gesetzentwurf für Pflegekammer vorlegen. AerzteZeitung.de. https://www.aerztezeitung.de/Politik/Soeder-will-Gesetzentwurf-fuer-Pflegekammer-vorlegen-281324.html. Zugegriffen: 27.11.2024.

Ausbildungs- und Prüfungsverordnung für die Pflegeberufe (PflAPrV) (2018). https://www.gesetze-im-internet.de/pflaprv/. Zugegriffen: 21.03.2025.

Baden-Württemberg M Soziales, Gesundheit und Integration. (2024). Quorum zur Errichtung einer Landespflegekammer verfehlt. Baden-Württemberg.de. https://sozialministerium.baden-wuerttemberg.de/de/service/presse/pressemitteilung/pid/quorum-zur-errichtung-einer-landespflegekammer-verfehlt. Zugegriffen: 30.11.2024.

Bayerische Staatsregierung. (2014). Huml: Bayerns Pflegekräfte pro Pflegekammer – Ergebnis der repräsentativen Umfrage liegt vor. Bayerisches Landesportal. https://www.bayern.de/huml--bayerns-pflegekraefte-pro-pflegekammer-ergebnis-der-repraesentativen-umfrage-liegt-vor/. Zugegriffen: 08.12.2024.

Bayerischer Landespflegerat. (2022). Positionspapier zum Ergebnisbericht „Evaluation der Vereinigung der Pflegenden in Bayern". https://bayerischer-landespflegerat.de/wp-content/uploads/BLPR_Positionspapier_Evaluation-VdPB_200722_final.pdf. Zugegriffen: 30.11.2024.

Bayerischer Landespflegerat. (2024). BLPR sieht vorgelegten Gesetzesentwurf zur Reform und Weiterentwicklung der Vereinigung der Pflegenden in Bayern lediglich als ersten zaghaften Schritt. https://bayerischer-landespflegerat.de/blpr-sieht-vorgelegten-gesetzesentwurf-zur-reform-und-weiterentwicklung-der-vereinigung-der-pflegenden-in-bayern-lediglich-als-ersten-zaghaften-schritt/. Zugegriffen: 02.12.2024.

Bayerischer Landespflegerat. (2025). Deregulierung und Entbürokratisierung. Viertes Modernisierungsgesetz Bayern – Verbandsanhörung (Stellungnahme). https://www.bayern.landtag.de/www/ElanTextAblage_WP19/Gesetzesmaterial/0000007074/0000010315.pdf. Zugegriffen: 15.11.2025.

Bayerischer Landtag. (2025a). Antrag der Abgeordneten Ruth Waldmann u. a.: Situation der Vereinigung der Pflegenden in Bayern (VdPB) – Registrierung und strukturelle Probleme (Drucksache 19/8565). https://www.bayern.landtag.de/www/ElanTextAblage_WP19/Drucksachen/Basisdrucksachen/0000007000/0000007070.pdf. Zugegriffen: 29.11.2025.

Bayerischer Landtag. (2025b). Gesetzentwurf der Staatsregierung: Viertes Modernisierungsgesetz Bayern (Drucksache 19/8568). https://www.bayern.landtag.de/www/ElanTextAblage_WP19/Drucksachen/Basisdrucksachen/0000007000/0000007074.pdf. Zugegriffen: 29.11.2025.

Bayerisches Pflegendengesetz – BayPfleG. (2017). https://www.gesetze-bayern.de/Content/Document/BayPfleVG/true. Zugegriffen: 29.11.2025.

Bayerisches Staatsministerium für Umwelt und Gesundheit. (2011). *Bündnis für Pflegekammer*. Bayerisches Staatsministerium für Umwelt und Gesundheit.

Bayerisches Staatsministeriums für Gesundheit und Pflege. (2023). Eckpunkte zur Reform und Weiterentwicklung der Vereinigung der Pflegenden in Bayern (VdPB). https://bayerischer--landespflegerat.de/wp-content/uploads/Eckpunktepapier-Reform-VdPB_final_.pdf.

Berufsordnung der Pflegekammer Rheinland-Pfalz. (2020). https://pflegekammer-rlp.de/download/berufsordnung-pdf/?wpdmdl=5786&refresh=67d2006112d921741815905. Zugegriffen: 12.03.2025.

BochumerBund. (o. J.). Unser Leitbild. BochumerBund. https://bochumerbund.de/unser-leitbild/. Zugegriffen: 13. März 2025.

Böhm, D. (2013). Pflegekammern in Deutschland – halten sie, was sie versprechen? Eine aktuelle Analyse anhand der Planungen in Rheinland-Pfalz. Diplomica, Hamburg.

Bossle, M., & Hilberger-Kirlum, P. (2024). Störfall Pflegekammer. Bildungspolitische Reflexion zur systematischen Verhinderung von Pflegekammern in Deutschland. Gesundheits- und Sozialpolitik, 78(3), 21–29. https://doi.org/10.5771/1611-5821-2024-3

Brünen, B. V. (2019). Demokratische Legitimation des Gemeinsamen Bundesausschusses zum Ausschluss von Arzneimitteln durch Richtlinien. readbox unipress, Münster.

Büker, C., & Lademann, J. (2013). *Befragung der beruflich Pflegenden zur Einrichtung einer Pflegekammer in Bayern: Abschlussbericht*. Hochschule München.

Bundesverfassungsgericht (BVerfG). (2015). Beschluss des Ersten Senats vom 10. November 2015 – 1 BvR 2056/12.“ https://urldefense.com/v3/__https://www.bverfg.de/e/__;!!NLFGqXoFfo8MMQ!sWcZhzBOJ9faQ0o14rO4e4j6A9ERWwIiG-tAkN1gweP4Ccl27SOf-VVs2F1xZSkkgxyijz26H2r76-cT_vXH2LDRM$; https://www.bverfg.de/e/rs20151110_1bvr205612

Bundespflegekammer. (2020). *„Gute Pflege ist ein Menschenrecht!“ – Bundespflegekammer legt Forderungskatalog vor*. Bundespflegekammer. https://bundespflegekammer.de/news/gute-pflege-ist-ein-menschenrecht-bundespflegekammer-legt-forderungskatalog-vor.html. Zugegriffen: 30.03.2025.

Bundespflegekammer. (o. J.). Mitgliedsorganisationen. Bundespflegekammer. https://bundespflegekammer.de/startseite.html. Zugegriffen: 30.11.2024.

Bundesrat. (2024a). *Empfehlungen der Ausschüsse zu dem Entwurf eines Gesetzes zur Stärkung der Gesundheitsversorgung in der Kommune (Gesundheitsversorgungsstärkungsgesetz – GVSG), Drucksache* 234/1/24. https://www.bundesrat.de/SharedDocs/drucksachen/2024/0201-0300/234-1-24.pdf?__blob=publicationFile&v=1. Zugegriffen: 08.03.2025.

Bundesrat. (2024b). Stellungnahme des Bundesrates, Drucksache 234/24, Entwurf eines Gesetzes zur Stärkung der Gesundheitsversorgung in der Kommune (Gesundheitsversorgungsstärkungsgesetz – GVSG), Drucksache 234/24. https://www.bundesrat.de/SharedDocs/drucksachen/2024/0201-0300/234-24(B).pdf?__blob=publicationFile&v=1. Zugegriffen: 08.03.2025.

Bundesverband privater Anbieter sozialer Dienste e. V. (2016). Stellungnahme zum Antrag der Fraktion der CDU, Drucksache 16/11224. Stärkung und Aufwertung der Pflege durch mehr Selbstverwaltung – Nordrhein-Westfalen braucht eine Pflegekammer. https://www.landtag.nrw.de/portal/WWW/dokumentenarchiv/Dokument/MMST16-4329.pdf. Zugegriffen: 10.03.2025.

Bündnis 90/Die Grünen Baden-Württemberg & CDU Baden-Württemberg. (2016). Baden-Württemberg gestalten: Verlässlich. Nachhaltig. Innovativ. Koalitionsvertrag zwischen BÜNDNIS 90/DIE GRÜNEN Baden-Württemberg und der CDU Baden-Württemberg 2016–2021. https://www.baden-wuerttemberg.de/fileadmin/redaktion/dateien/PDF/160509_Koalitionsvertrag_B-W_2016-2021_final.PDF. Zugegriffen: 30.11.2024.

Bündnis 90/Die Grünen Baden-Württemberg & CDU Baden-Württemberg. (2021). Jetzt für Morgen: Der Erneuerungsvertrag für Baden-Württemberg. Koalitionsvertrag 2021–2026. https://beteiligungsportal.baden-wuerttemberg.de/fileadmin/redaktion/dateien/PDF/210506_Koalitionsvertrag_2021-2026.pdf. Zugegriffen: 30.11.2024.

Christlich Demokratische Union D. (2017). *Niedersachsen nach vorne bringen: Regierungsprogramm der CDU in Niedersachsen 2017–2022. CDU Niedersachsen.* https://cdu-niedersachsen.de/wp-content/uploads/2017/08/Regierungsprogramm_2017-2022.pdf. Zugegriffen: 28.11.2024.

Deutscher Beamtenbund. (2024). *Bürgerbefragung Öffentlicher Dienst 2024 (dbb Bürgerbefragung „Öffentlicher Dienst 2024“). Forsa.* https://www.dbb.de/fileadmin/user_upload/globale_elemente/pdfs/2024/240626_130624_Buergerbefragung_Oeffentlicher_Dienst_2024.pdf. Zugegriffen: 08.03.2025.

Deutscher Berufsverband für Pflegeberufe. (o. J.). Pflegeberufekammern. November 2024. https://www.dbfk.de/de/berufspolitik/pflegeberufekammern/. Zugegriffen: 27. November 2024.

Deutscher Bundestag. (2018). *Sachstand zur Einrichtung von Pflegekammern: Stand, Entwicklungen und potentieller Regelungsbedarf* (WD 9-3000-085/18).

Deutscher Bundestag. (2024). *Deutscher Pflegerat (DPR) – Eintrag im Lobbyregister des Deutschen Bundestags. Lobbyregister Bundestag.* https://www.lobbyregister.bundestag.de/suche/R000191. Zugegriffen: 08.03.2025.

Deutscher Pflegerat. (2018). *DPR Fokus: Pflege(berufe)kammer.* https://deutscher-pflegerat.de/wp-content/uploads/2020/02/focus_dpr_position_pflegeberufekammer_180822.pdf. Zugegriffen: 15.03.2025.

Deutscher Pflegerat e.V. (2024). *Die berufliche Pflege in all ihrer Vielfalt und Bedeutung gemeinsam vertreten.* Deutscher Pflegerat. https://deutscher-pflegerat.de/profession-staerken/pressemitteilungen/die-berufliche-pflege-in-all-ihrer-vielfalt-und-bedeutung-gemeinsam-vertreten. Zugegriffen: 08.03.2025.

Deutscher Pflegerat e. V. (o. J.-b). Mitgliedsverbände. Deutscher Pflegerat. https://deutscher--pflegerat.de/verband/mitgliedsverbaende. Zugegriffen: 8. März. 2025.

Di Bella, M. (2016). Der Streit um den Pflegering geht weiter. Rechtsdepesche. https://www.rechtsdepesche.de/streit-um-pflegering-geht-weiter/. Zugegriffen: 08.03.2025.

dpa. (2025). *Rheinland-Pfalz: Warum der Protest gegen die Pflegekammer weitergeht (Bibliomed-Pflege).* News. https://www.bibliomed-pflege.de/news/protest-pflegekammer-rheinland-pfalz. Zugegriffen: 08.11.2025.

Entwurf eines Gesetzes zur Stärkung der Gesundheitsversorgung in der Kommune (Gesundheitsversorgungsstärkungsgesetz – GVSG), 20/11853. Deutscher Bundestag (2024). https://dserver.bundestag.de/btd/20/118/2011853.pdf. Zugegriffen: 08.03.2025.

Etzioni, A. (1969). *The semi-professions and their organization; teachers, nurses, social workers.* Free Press, New York. http://archive.org/details/semiprofessionth0000unse. Zugegriffen: 01.04.2025.

Gesetz über die Kammer und die Berufsgerichtsbarkeit für die Heilberufe in der Pflege (Pflegeberufekammergesetz – PBKG) (2015). https://www.gesetze-rechtsprechung.sh.juris.de/bssh/document/jlr-PflBerGSHpG7. Zugegriffen: 30.11.2024.

Gesetz zur Errichtung einer Kammer für die Heilberufe in der Pflege (2015). https://www.gesetze-rechtsprechung.sh.juris.de/bssh/document/jlr-PflBerErGSHpP1. Zugegriffen: 04.12.2024.

Gesetz zur Stärkung der Gesundheitsversorgung in der Kommune (Gesundheitsversorgungsstärkungsgesetz – GVSG) (2025). https://www.recht.bund.de/bgbl/1/2025/64/VO

Gesetz zur Stärkung der hochschulischen Pflegeausbildung, zu Erleichterungen bei der Anerkennung ausländischer Abschlüsse in der Pflege und zur Änderung weiterer Vorschriften (Pflegestudiumstärkungsgesetz – PflStudStG) (2023). https://www.recht.bund.de/bgbl/1/2023/359/VO.html.

Gesetzentwurf der Staatsregierung zur Änderung des Pflegendenvereinigungsgesetzes, Drucksache 19/146. Bayerischer Landtag (2023). https://www.bayern.landtag.de/www/ElanTextAblage_WP19/Drucksachen/Basisdrucksachen/0000000001/0000000153.pdf. Zugegriffen: 08.03.2025.

Giese, C., Kuhn, A., Lehmeyer, S., Pasch, W., Riedel, A., Schütze, L., & Wullf, S. (2022). Etablierung von Pflegekammern in Deutschland – Professionelle Verantwortung und gesellschaftliche Notwendigkeit. Konsentierte gemeinsame Stellungnahme (...). *Ethik in der Medizin, 34*(1), 105–110. https://doi.org/10.1007/s00481-021-00674-7

Hamann, K. (2022). Keine Stimme für die Pflege. *CAREkonkret, 21*. https://www.g-ba.de/downloads/17-98-5289/2022-05-20_CAREkonkret_Interview-Hecken.pdf. Zugegriffen: 26.02.2025.

Hanika, H. (2015). *Ihre erfolgreichen Pflegekammern in Deutschland und Europa*. Steinbeis-Edition, Stuttgart.

Hanika, H. (2019). *Sackgasse bayerischer Sonderweg* (S. 9). Die Schwester Der Pfleger. https://www.bibliomed-pflege.de/sp/artikel/38744-sackgasse-bayerischer-sonderweg. Zugegriffen: 03.03.2025.

Hauptsatzung der Bundespflegekammer (o. J.).https://bundespflegekammer.de/files/landingpage_corona/app/static/dist/img/_layout/200818%20Hauptsatzung%20Bundespflegekammer_Final.pdf. Zugegriffen: 30.11.2024.

Hauptsatzung der Landespflegekammer Rheinland-Pfalz (2024). https://pflegekammer-rlp.de/download/hauptsatzung-2022_landespflegekammer-rheinland-pfalz-pdf/?wpdmdl=5711&refresh=67d097e9b6c561741723625. Zugegriffen: 03.12.2024.

Hauptsatzung der Pflegekammer Nordrhein-Westfalen (2023). https://recht.nrw.de/lmi/owa/br_vbl_detail_text?print=1&anw_nr=7&val=20990&ver=8&sg=0&menu=0&vd_id=20990&keyword=. Zugegriffen: 30.11.2024.

Hauptsatzung der Vereinigung der Pflegenden in Bayern (2019). https://www.vdpb-bayern.de/wp-content/uploads/2019/08/Hauptsatzung-der-Vereinigung-der-Pflegenden-in-Bayern-Stand-0419.pdf. Zugegriffen: 28.11.2024.

Heeser, A. (2022). Die Pflege muss im G-BA vertreten und stimmberechtigt sein. *Die Schwester Der Pfleger, 61*(5), 26.

Heilberufegesetz – HeilBG (2015). https://landesrecht.rlp.de/bsrp/document/jlr-HeilBerGRP2014V18G5. Zugegriffen: 16.03.2025.

Heilberufsgesetz – HeilBerG (2000). https://recht.nrw.de/lmi/owa/br_text_anzeigen?v_id=10000000000000000065. Zugegriffen: 15.03.2025.

Hilberger-Kirlum, P. (2016). A promise of nursing power?! *PADUA, 11*(5), 309–314. https://doi.org/10.1024/1861-6186/a000337

Huml, M. (2017). Vereinigung der Pflegenden in Bayern. Melanie Huml. https://www.melanie--huml.de/lokal_1_2_216_Vereinigung-der-Pflegenden-in-Bayern.html. Zugegriffen: 03.12.2024.

Infratest dimap. (2013). Evaluationsstudie Pflegekammer Niedersachsen (Infratest dimap).

International Council of Nurses. (2021). Der ICN-Ethikkodex für Pflegefachpersonen. https://dbfk.de/media/docs/newsroom/publikationen/ICN_Code-of-Ethics_DE_WEB.pdf. Zugegriffen: 08.02.2025.

Kantar Public. (2018b). Pflegekräftebefragung in Baden-Württemberg: Abschlussbericht. https://sozialministerium.baden-wuerttemberg.de/fileadmin/redaktion/m-sm/intern/downloads/Downloads_Gesundheits-_Pflegeberufe/Pflegekammer-Hauptbericht_kantar_24-07-2018.pdf. Zugegriffen: 30.11.2024.

Kellnhauser, E. (2012). Krankenpflegekammern und Professionalisierung der Pflege. Zawada, Mönchengladbach.

Klammer, U., Klenner, C., & Lillemeier, S. (2018). „Comparable worth“: Arbeitsbewertungen als blinder Fleck in der Ursachenanalyse des Gender Pay Gaps? Hans-Böckler-Stiftung.

Kuhn, A. (2016). Die Errichtung einer Pflegekammer in Rheinland-Pfalz. Springer Fachmedien, Wiesbaden. https://doi.org/10.1007/978-3-658-12541-7

Kuhn, A. (2024). Das ethische Mandat von Pflegekammern. Springer Fachmedien, Wiesbaden. https://doi.org/10.1007/978-3-658-44512-6

Landespflegekammer N. (2020). Was ist schiefgelaufen mit der Pflegekammer? *Kammermagazin, November 2020*, 8–11.

Landespflegekammer Nordrhein-Westfalen. (2025). Berufsordnung der Pflegekammer Nordrhein-Westfalen (MBl. NRW. Ausgabe 2025 Nr. 68). RECHT.NRW.DE. https://recht.nrw.de/lmi/owa/br_vbl_detail_text?anw_nr=7&vd_id=22389&ver=8&val=22389&sg=0&menu=0&vd_back=N. Zugegriffen: 14.11.2025.

Landespflegekammer Nordrhein-Westfalen (o. J.-a). Berufsordnung. https://www.pflegekammer--nrw.de/berufsordnung/. Zugegriffen: 29.11.2024.

Landespflegekammer Nordrhein-Westfalen. (o. J.-b). Vorstand. https://www.pflegekammer-nrw.de/vorstand/. Zugegriffen: 29.11.2024.

Landespflegekammer Nordrhein-Westfalen. (o. J.-c). Weiterbildung. https://www.pflegekammer--nrw.de/weiterbildung/. Zugegriffen: 29.11.2024.

Landespflegekammer Rheinland-Pfalz. (2021). Weiterbildungsordnung der Landespflegekammer Rheinland-Pfalz. https://pflegekammer-rlp.de/download/wbo-regelungstext-muster-und-zulassungkriterien-pdf/?wpdmdl=5862&refresh=67349f656b6171731501925. Zugegriffen: 01.12.2024.

Landespflegekammer Rheinland-Pfalz. (2024). Jahresbericht 2023 der Landespflegekammer Rheinland-Pfalz zu Verdachtsfällen von Berufspflichtverletzungen. https://pflegekammer-rlp.de/download/jahresbericht-2023-der-landespflegekammer-rheinland-pfalz-zu-verdachtsfaellen-von-berufspflichtverletzungen/?wpdmdl=50794&refresh=6739c29a4aa201731838618. Zugegriffen: 11.03.2025.

Landespflegekammer Rheinland-Pfalz. (o. J.-a). Ausschüsse & Arbeitsgruppen. https://pflegekammer-rlp.de/uber-uns/ausschuesse/. Zugegriffen: 27.11.2024.

Landespflegekammer R. (o. J.-b). Beratung. https://pflegekammer-rlp.de/pflege-als-heilberuf/beratung/. Zugegriffen: 29.11.2024.

Landespflegekammer R. (o. J.-c). Berufsordnung. https://pflegekammer-rlp.de/pflege-als-heilberuf/berufsordnung/. Zugegriffen: 29.11.2024.

Landespflegekammer Rheinland-Pfalz(o. J.-d). Fortbildung. https://pflegekammer-rlp.de/pflege-bildung/fortbildung/. Zugegriffen: 04.12.2024.

Landespflegekammer Rheinland-Pfalz. (o. J.-e). Schlichtungsausschuss. https://pflegekammer-rlp.de/pflege-als-heilberuf/schlichtungsausschuss/. Zugegriffen: 11.03.2025.

Landespflegekammer Rheinland-Pfalz. (o. J.-f). Über uns. https://pflegekammer-rlp.de/uber-uns/. Zugegriffen: 08.03.2025.

Landespflegekammer Rheinland-Pfalz. (o. J.-g). Vorstand und Vertreter. https://pflegekammer-rlp.de/uber-uns/vorstand-und-vertreter/. Zugegriffen: 08.03.2025.

Landespflegekammer Rheinland-Pfalz.. (o. J.-h). Weiterbildung. https://pflegekammer-rlp.de/pflegebildung/weiterbildung/. Zugegriffen: 27.11.2024.

Landesportal Schleswig-Holstein (2022). Pflegeberufekammer Schleswig-Holstein. https://www.schleswig-holstein.de/DE/fachinhalte/P/pflege/pflege_PflegeUndBegleitung_Pflegeberufekammer. Zugegriffen: 27.11.2024.

Landtag von B. (2016). *Abschlussbericht der Enquetekommission „Pflege in Baden-Württemberg zukunftsorientiert und generationengerecht gestalten“*. https://www.landtag-bw.de/resource/blob/232148/d2359bc5d6fa72c9bb33b4b110d50a16/15_7980_D.pdf. Zugegriffen: 30.11.2024.

Landtag von B. (2023). *Gesetz zur Errichtung einer Landespflegekammer.* https://www.landtag-bw.de/resource/blob/262130/043330a6904e934a9643b9392e2c119c/17_4749_D.pdf. Zugegriffen: 30.11.2024.

Lücke, S. (2024). Pflegekammer-Update 2024. *Die Schwester Der Pfleger, 63*(1), 30–35.

Lücke, S. (2025). *Streit um Pflegekammer: „Ich glaube, den Petitionsausschuss überzeugt zu haben“. Bibliomed-Pflege.* News. https://www.bibliomed-pflege.de/news/ich-glaube-den-petitionsausschuss-ueberzeugt-zu-haben. Zugegriffen: 08.11.2025.

Martini, M. (2016). Die Pflegekammer – Segen oder Fluch für die Pflegeberufe? *Wirtschaft und Verwaltung, 62*(4), 253–274.

Mast, C. (2016). Die Pflegekammer: Eine tragfähige, zukunftsorientierte Institution? Diplomica, Hamburg.

Andorff-Woller, M., Finken, A., Hilpert, W., Meyer, D., Schüller-Rühl, R., Spickchen, R. & Vock, R. (2022). einfach POLITIK: Lexikon. Bundeszentrale für politische Bildung (Hrsg.).

Millich, N. (2023). *Selbstverwaltung – Pflegekammer NRW zieht positive Bilanz.* Bibliomed Pflege. https://www.bibliomed-pflege.de/news/pflegekammer-nrw-zieht-positive-bilanz. Zugegriffen: 28.11.2024.

Millich, N. (2024). *Berufsregister für Pflegefachpersonen in Bayern: Startschuss 2025*. Bibliomed. https://www.bibliomed-pflege.de/news/berufsregister-fuer-pflegefachpersonen-in-bayern-startschuss-2025. Zugegriffen: 08.03.2025.

Ministerium für Arbeit, Gesundheit und Soziales des Landes Nordrhein-Westfalen. (2022). Pflegekammer Nordrhein-Westfalen. https://www.mags.nrw/pflegekammer. Zugegriffen: 27.11.2024.

Ministerium für Soziales, Gesundheit und Integration Baden-Württemberg. (2023). Grünes Licht für Aufbau einer Pflegekammer in Baden-Württemberg. https://sozialministerium.baden-wuerttemberg.de/de/service/presse/pressemitteilung/pid/gruenes-licht-fuer-aufbau-einer-pflegekammer-in-baden-wuerttemberg. Zugegriffen: 12.03.2025.

Nein zur NRW Pflegekammer (2018). facebook. https://www.facebook.com/groups/pflegekammernrw/. Zugegriffen: 13.03.2025.

Niedersächsisches Ministerium für Soziales, Gesundheit und Gleichstellung. (o. J.). Pflegekammer Niedersachsen. Abgerufen 30. November 2024. https://www.ms.niedersachsen.de/startseite/soziales_inklusion/soziales/pflege_in_niedersachsen/pflegekammer/pflegekammer-niedersachsen-110014.html. Zugegriffen: 30.11.2024.

Pflegeberufegesetz (2020). https://www.gesetze-im-internet.de/pflbg/BJNR258110017.html. Zugegriffen: 08.03.2025.

Pflegeberufekammer Schleswig-Holstein. (2021). Jahres- und Abschlussbericht.https://bundespflegekammer.de/files/Stellungnahmen/20211026_PKSH_21-03_Jahresbericht_fin%20web.pdf. Zugegriffen: 27.11.2024.

Pielok, Y. (2019). Die Pflegekammer NRW kommt – Gewerkschaft bleibt. https://www.komba-aachen.de/nachrichten-meldungen-archiv/aachen-meldungen-nrw/artikel/der-komba-nrw-fachbereich-gesundheit-und-pflege-informiert.html. Zugegriffen: 13.03.2025.

Rammoser, I. (2011). FDP-Fraktion streicht bayerische Pflegekammer von der Tagesordnung. HCM. https://www.hcm-magazin.de/fdp-fraktion-streicht-bayerische-pflegekammer-von-der-tagesordnung-255435/. Zugegriffen: 21.11.2024.

Redaktion Rechtsdepesche. (2015). Huml legt Konzept für Pflege-Interessenvertretung vor. Rechtsdepesche. https://www.rechtsdepesche.de/huml-legt-konzept-fuer-pflege-interessenvertretung-vor/. Zugegriffen: 08.03.2025.

Richtlinie 2005/36/EG des Europäischen Parlaments und des Rates vom 7. September 2005. https://eur-lex.europa.eu/legal-content/DE/TXT/?uri=CELEX%3A32005L0036. Zugegriffen: 11.03.2025.

Schleswig-Holsteinischer L. (2019). Änderungsantrag der Fraktionen von CDU, Bündnis 90/die Grünen und FDP, Drucksache 19/1877. https://www.landtag.ltsh.de/infothek/wahl19/drucks/01800/drucksache-19-01877.pdf. Zugegriffen: 01.12.2024.

Schmeiser, M. (2006). Soziologische Ansätze der Analyse von Professionen. *Soziale Welt, 57*(03), 295–318.

Schubert, K. et al. (2018). *Das Politiklexikon: Begriffe, Fakten Zusammenhänge.*

Singer, K., & Fleischer, N. (2024). Arbeitsmarktsituation im Pflegebereich. https://statistik.arbeitsagentur.de/DE/Statischer-Content/Statistiken/Themen-im-Fokus/Berufe/Generische-Publikationen/Altenpflege.pdf?__blob=publicationFile&v=13. Zugegriffen: 25.02.2025.

Sleziona, M. (2020). Pflegeberufekammer Schleswig-Holstein. Kompromiss zu Anschubfinanzierung gefunden. Bibliomed Pflege. https://www.bibliomed-pflege.de/news/kompromiss-zu-anschubfinanzierung-gefunden. Zugegriffen: 08.03.2025.

Sozialdemokratische Partei D., & Christlich-D. (2017b). Gemeinsam für ein modernes Niedersachsen – Koalitionsvereinbarung 2017 bis 2022. https://cdu-niedersachsen.de/wp-content/uploads/2017/11/11-16_Koalitionsvertrag_final.pdf. Zugegriffen: 28.11.2024.

Sozialgesetzbuch Fünftes Buch (SGB V) (1988). https://www.gesetze-im-internet.de/sgb_5/__91.html. Zugegriffen: 08.03.2025.

Springer Pflege. (2018). Kammerpräsidentin: Patricia Drube. https://www.springerpflege.de/pflegekammer/praesidentin-patricia-drube/15711558. Zugegriffen: 07.12.2024.

Statistisches Bundesamt. (o. J.). Pflegestatistik. destatis. https://www.destatis.de/DE/Themen/Gesellschaft-Umwelt/Gesundheit/Pflege/Methoden/pflegestatistik.html. Zugegriffen: 11.03.2025.

Schwinger, A. (2016). Die Pflegekammer: Eine Interessenvertretung für die Pflege? In Jacobs et al. (Hrsg.), Pflege-Report 2016 Schwerpunkt: Die Pflegenden im Fokus (S. 109–125). Schattauer, Stuttgart.

ver.di. (2023). Was du als Pflegefachkraft in Baden-Württemberg jetzt wissen musst. https://gesundheit-soziales-bildung-bawue.verdi.de/++file++65684116ec2638db01c96397/download/23-verdi_Pflegekammer-Broschu%CC%88re-BaWu%CC%88.pdf. Zugegriffen: 10.03.2025.

ver.di. (2024). Warum ist eine Mitgliedschaft sowohl in ver.di als auch bei der Vereinigung der Pflegenden in Bayern (VdPB) wichtig? https://gesundheit-soziales-bildung-bayern.verdi.de/themen/vereingung-der-pflegenden-in-bayern/++co++2ca3ef58-335b-11e9-a38a-525400afa9cc. Zugegriffen: 10.03.2025.

ver.di. (2025). Pflegekammern – Das sagt ver.di. https://gesundheit-soziales-bildung.verdi.de/themen/pflegekammern/++co++f3db8d30-9857-11ef-8248-c524a6ef35e6. Zugegriffen: 10.03.2025.

ver.di-Pflegenetzwerk an der Medizinischen Hochschule in Hannover. (2015). Standpunkte des ver.di-Pflegenetzwerks zur Pflegekammer in Niedersachsen. Januar 2015. https://www.respekt-im-uniklinikum.de/sites/respekt-im-uniklinikum.de/files/Standpunkte%20des%20ver.di-Pflegenetzwerks%20MHH%20zur%20Pflegekammer%20in%20Nds_Jan2015_0.pdf. Zugegriffen: 10.02.2025.

Vereinigung der Pflegenden in Bayern. (2024). Berufsregister für Pflegefachpersonen geht 2025 an den Start. Vereinigung der Pflegenden in Bayern. https://www.vdpb-bayern.de/berufsregister--fuer-pflegefachpersonen-geht-2025-an-den-start/. Zugegriffen: 12.02.2025.

Vereinigung der Pflegenden in Bayern. (o. J.-a). Die VdPB: Fragen & Antworten (FAQ). https://www.vdpb-bayern.de/die-vdpb-fragen-antworten-faq/. Zugegriffen: 04.12.2024.

Vereinigung der Pflegenden in Bayern. (o. J.-b). Freiwillig und beitragsfrei – warum? Vereinigung der Pflegenden in Bayern. https://www.vdpb-bayern.de/mitglied-werden/freiwillig-und-beitragsfrei-warum/. Zugegriffen: 08.03.2025.

Vereinigung der Pflegenden in Bayern. (o. J.-c). Pflegerische Weiterbildung in Bayern. VdPB Weiterbildung. https://www.vdpb-weiterbildung.de/weiterbildung-in-der-pflege/pflegerische-weiterbildung-in-bayern/. Zugegriffen: 08.03.2025.

Vereinigung der Pflegenden in Bayern. (o. J.-d). Historie & Satzung. https://www.vdpb-bayern.de/historie-satzung/. Zugegriffen: 25.11.2024.

Vogler, C. (2024). Praxisdialog: Der Deutsche Pflegerat – Aufgaben & Ziele der BMG-Förderung (Video). https://pflegenetzwerk-deutschland.de/praxisdialog-der-deutsche-pflegerat-aufgaben-ziele-der-bmg-foerderung. Zugegriffen: 08.03.2025.

Weidner, F., Laag, U., Gehlen, D., & Graßme, H. (2013). Abschlussbericht: Befragungs- und Registrierungsstelle zur Einrichtung einer Landespflegekammer in Rheinland-Pfalz. Dip. https://www.dip.de/fileadmin/data/pdf/projekte_DIP-Institut/BadP21_Abschlussbericht_Pflegekammer_Endf.pdf. Zugegriffen: 27.11.2024.

Wissenschaftsrat (Hrsg.). (2012). Empfehlungen zu hochschulischen Qualifikationen für das Gesundheitswesen. https://www.wissenschaftsrat.de/download/archiv/2411-12. Zugegriffen: 09.03.2025.

Wissenschaftsrat. (2023). Perspektiven für die Weiterentwicklung der Gesundheitsfachberufe. https://www.wissenschaftsrat.de/download/2023/1548-23. Zugegriffen: 09.03.2025.

World Health Organization. (2002). Nursing and midwifery: A guide to professional regulation. https://iris.who.int/handle/10665/119665. Zugegriffen: 11.03.2025.

Methodik

4

Inhaltsverzeichnis

4.1 Expertinneninterviews

In der vorliegenden Arbeit wird ein qualitativer Forschungsansatz verfolgt. Die Forschung soll dabei zur Beantwortung der folgenden Frage beitragen: Wie kann politische Teilhabe und Mitbestimmung in der Pflege erreicht werden? In der theoretischen Auseinandersetzung mit der Thematik konnte bereits festgestellt werden, dass politische Partizipation in der Pflege mit politischer Information und Bildung in Zusammenhang steht. Zu der konkreten Umsetzung von Bildungsformaten zum Thema Pflegekammer in Deutschland gibt es jedoch nur wenig Evidenz. Die schriftliche Auswertung der Informationsveranstaltungen aus Rheinland-Pfalz (Kuhn, 2014) liefert bereits wertvolle Erkenntnisse. Um zusätzliche Einblicke zu erhalten und insbesondere von Erfahrungen der Personen zu profitieren, welche bereits Informationsveranstaltungen zum Thema begleitet haben, wurden zwei Expertinneninterviews geführt.

Unter einem Expert:inneninterview versteht man eine qualitative Forschungsmethode, die sich in erster Linie über ihre Zielgruppe, nämlich die Expertinnen und Experten des Forschungsfeldes definiert (Kassner & Wassermann, 2002). Diese werden in der Regel nicht als Privatperson – wie sonst häufig in der qualitativen Forschung –, sondern aufgrund ihres Spezialwissens mit Fokus auf die inhaltliche

H. Igl et al., *Politische Partizipation in der Pflege*,
https://doi.org/10.1007/978-3-662-73507-7_4

Dimension befragt (Helfferich, 2011, 2019; Meuser & Nagel, 1991). Zusammenfassend versteht man unter Expert:innen „Personen ..., die sich – ausgehend von einem spezifischen Praxis- oder Erfahrungswissen, das sich auf einen klar begrenzbaren Problemkreis bezieht – die Möglichkeit geschaffen haben, mit ihren Deutungen das konkrete Handlungsfeld sinnhaft und handlungsleitend für Andere zu strukturieren" (Bogner et al., 2014, S. 13). Die Expert:innen blicken dabei nicht von außen auf das Feld, sondern sind ein Teil davon (Meuser & Nagel, 1991).

Für die vorliegende Arbeit wurde der Ansatz des systematisierenden Expert:inneninterviews gewählt. Dieses zielt auf eine umfassende Erhebung des Spezialwissens der Expert:innen ab (Helfferich, 2019).

4.2 Auswahl der Expertinnen

Aufgrund der Forschungsfrage beschränkt sich der Kreis möglicher Teilnehmer:innen für ein Expert:inneninterview auf Personen, die Erfahrungen mit Bildungs- bzw. Informationsveranstaltungen haben, welche auf die Förderung der politischen Teilhabe in der Pflege abzielen. Da die in der vorliegenden Arbeit geplante Veranstaltung am Exempel einer Pflegeberufekammer aufgebaut wird, fokussierte die Expert:innensuche speziell Personen aus diesem Bereich. Da aktuell nur zwei Pflegekammern in Deutschland etabliert sind, wurde pro Pflegekammer eine Expertin ausgewählt. Beide werden nachstehend vorgestellt.

Frau Dr. rer. cur. Andrea Kuhn ist eine fachlich ausgewiesene Pflegewissenschaftlerin mit umfassender Erfahrung und Expertise im Bereich der Pflegeberufekammern. Während des Gründungsprozesses der Pflegekammer Rheinland-Pfalz war sie als Geschäftsstellenleitung der Gründungskonferenz maßgeblich am Aufbau der Pflegekammer Rheinland-Pfalz beteiligt. Derzeit ist sie als Leiterin und Netzwerkkoordinatorin des Forschungsnetzwerks Gesundheit an der Hochschule Ludwigshafen tätig. Ihre akademischen Arbeiten, wie die Thesis ‚Die Errichtung einer Pflegekammer in Rheinland-Pfalz. Der fehlende Baustein zur Professionalisierung?' (Kuhn, 2016) und ihre Dissertationsschrift mit dem Titel ‚Das ethische Mandat von Pflegekammern. Entwicklung einer Programmtheorie aus Perspektive der Gesundheitsförderung' (Kuhn, 2024) unterstreichen ihre Expertise. Neben ihrer wissenschaftlichen Tätigkeit führte Frau Dr. Kuhn im Gründungsprozess der Pflegekammer Rheinland-Pfalz mit einem Team aus Multiplikator:innen über 250 Informationsveranstaltungen für über 10.000 Pflegefachpersonen durch. Bei diesen konnte ebenso festgestellt werden, dass der Grad der Zustimmung zur Pflegekammer mit dem Maß der Information in der Berufsgruppe anstieg (Kuhn, 2016). Diese Erfahrungen machen sie zu einer besonders geeigneten Expertin für die Fragestellung dieser Arbeit.

Frau Leonie Podday ist ausgebildete Pflegefachperson mit einem Bachelor of Arts in Pflege und Gesundheit und einem Master of Arts in Medizinmanagement. Seit 2022 war sie bereits hauptamtlich bei der Pflegekammer Nordrhein-Westfalen als Vorstandsreferentin tätig und seit 2024 ist sie Leitung der Stabsstelle ‚Vorstand, Kommunikation und Politik'. Die Abteilung umfasst ein Team mit acht Personen und ist hauptverantwortlich für alle Bereiche der Öffentlichkeitsarbeit und Kommunikation nach außen. Neben den digitalen Kommunikationskanälen wie Social-Media, Presse und Printmedien fallen auch die Informationsveranstaltungen zur Pflegekammer in ihren Aufgabenbereich (Podday: 4)[1]. Frau Podday ist somit stark in die Organisation und Gestaltung der Veranstaltungen involviert und hat einen tiefen Einblick in die Erfolgsfaktoren und Herausforderungen dieser, was sie ebenfalls zu einer besonders geeigneten Expertin für diese Arbeit macht.

Beide Expertinnen haben den Interviews, deren Aufzeichnung und der Verarbeitung ihrer Daten im Vorfeld schriftlich zugestimmt.

4.3 Vorbereitung und Durchführung der Interviews

Bei den hier geführten qualitativen Expertinneninterviews handelt es sich um teilstandardisierte Interviews, bei denen ein Interviewleitfaden als Erhebungsinstrument eingesetzt wird. Interviewleitfäden dienen einerseits der Strukturierung des Themenfeldes und andererseits der interviewenden Person als Orientierung während der Durchführung des Interviews (Bogner et al., 2014). Der Interviewleitfaden beruht dabei auf der Grundannahme der größtmöglichen Offenheit, um den Interviewten einen Redefluss zu ermöglichen und keinesfalls eine Ausfragesituation zu generieren (Bogner et al., 2014). Die Erstellung des Interviewleitfadens folgt daher dem Prinzip: „so offen wie möglich... so strukturiert wie nötig" (Helfferich, 2019, S. 676). Es gilt dabei zu beachten, dass die Fragestellungen die Interviewten zum Reden anregen sollen und deshalb in der Regel nicht starr aus dem Leitfaden abgelesen werden sollen, dieser dient lediglich als Gedächtnisstütze. Ein standardisiertes Vorgehen zur Entwicklung eines Interviewleitfadens existiert nicht (Bogner et al., 2014). Der in dieser Arbeit verwendete Leitfaden wurde von den Autor:innen anhand der vier Schritte der SPSS-Formel nach Helfferich (2019) entwickelt, das konkrete Vorgehen wird nachfolgend in Tab. 4.1 beschrieben.

Die Durchführung eines Pretests des Leitfadens war für diese Arbeit aufgrund der eingeschränkten Zugänglichkeit des Feldes und besonders durch die geringe Anzahl an verfügbaren Expert:innen nicht umsetzbar.

Die Durchführung beider Interviews fand im Dezember 2024 und Januar 2025 online über Zoom statt.

[1] Diese und nachfolgende Angaben in Klammern beziehen sich auf Aussagen aus den geführten Expertinneninterviews.

Tab. 4.1 Eigene Darstellung zur Leitfaden-Entwicklung anhand der SPSS-Formel nach Helfferich (2019)

Schritt 1 (S): Sammeln von Fragen	In einem ersten Schritt wurden alle Fragen gesammelt, die im Interesse des Forschungsteams sind. Dabei wurden die Fragestellung sowie die Qualität der Fragen erst einmal nicht bewertet.
Schritt 2 (P): Prüfen von Fragen	Im zweiten Schritt fand dann die Bewertung der gesammelten Fragen statt. Dabei fiel beispielsweise auf, dass einzelne Fragen auf denselben Forschungsschwerpunkt abzielen und zusammengefasst werden können. Bei manchen Fragen war die starke thematische Auseinandersetzung der Forschenden mit dem Forschungsgegenstand zu erkennen. Dies bringt die Gefahr mit sich, sich lediglich Vorwissen bestätigen zu lassen, statt neue Erkenntnisse zu generieren. Außerdem waren teilweise Fragetypen zu erkennen, die Ein-Wort-Antworten hervorbringen könnten. Deshalb wurden alle Fragen entsprechend der Grundannahme der größtmöglichen Offenheit final modifiziert.
Schritt 3 (S): Sortieren	Im nächsten Schritt wurden die Fragen in eine für das Forschungsteam sowohl inhaltlich als auch zeitlich logische Struktur gebracht. Hierbei wurde bereits erkannt, dass in der Interview-Durchführung möglicherweise durch das Stellen einer Leitfrage bereits eine der nachfolgenden Fragen thematisiert werden kann. Dies stellt laut Helfferich (2019) kein Problem dar.
Schritt 4 (S): Subsumieren	Im letzten Schritt wurden für alle Fragen, die auf einen gemeinsamen Themenblock abzielen, übergeordnete Leitfragen gesucht. Die jeweils untergeordneten Erzählaspekte wurden in der Spalte ‚Konkretisierung' vermerkt. Dies hat den Vorteil, dass anhand dieser einfach festgestellt werden kann, ob alles beantwortet wurde oder noch gezielter nachgefragt werden muss.

4.4 Datenauswertung

Nach der Durchführung erfolgte die Datenauswertung aus beiden Interviews, die je 60 min dauerten. Hierfür fand im ersten Schritt eine automatische Transkription der Audiodateien mithilfe der MAXQDA-Software statt. Im Anschluss wurden die ausgegebenen wörtlichen Transkripte entsprechend den Transkriptionsregeln nach Kuckartz und Rädiker (2020) manuell nachbearbeitet und Fehler der Autotranskription korrigiert.

Darauffolgend wurden beide Transkripte einer qualitativen Inhaltsanalyse nach Mayring (2016) unterzogen, um die vorliegenden Daten systematisch zu analysieren. Bogner et al. (2014) empfehlen diese Methode der Datenauswertung, wenn bei einem systematisierenden Expert:inneninterview die Informationsgewinnung im Vordergrund des Interesses steht. Für diese Arbeit wurde konkret die Form der strukturierenden Inhaltsanalyse nach Mayring (2016) gewählt.

Zunächst wurden dazu deduktive Kategorien und entsprechende Ober- und Untercodes gebildet. Diese wurden in Anlehnung an den Interviewleitfaden und auf Basis der zugrunde liegende Forschungsfrage generiert. Pro Code wurde eine klare Codedefinition mit Codierregeln formuliert und Ankerbeispiele zugeordnet, um eine klare Zuordnung zu ermöglichen. Das bis dahin gestaltete Codesystem wurde erstmals auf beide Transkripte angewandt. Während der Anwendung wurden weitere

Tab. 4.2 Eigene Darstellung des finalen Codesystems und der Häufigkeit der Codevergabe

Obercode	Untercodes	Anzahl der Codierungen
Ziel der Veranstaltung	/	2
Inhaltsebene	/	23
Didaktische Gestaltung	Rahmenbedingungen	11
	Zielgruppenorientierung	7
	Methoden und Sozialformen	29
	Medien und Material	15
Multiplikatoren	Rolle der Multiplikatoren	13
	Briefing und Unterstützung	10
Herausforderungen bei der Umsetzung	Finanzielle Ressourcen	3
	Reaktionen der Teilnehmenden	20
	Zugang zur Zielgruppe	5
Organisatorische Aspekte	Vorbereitung	6
	Nachbereitung	7

als relevant eingestufte Textstellen, welche aber nicht in das Codesystem passten, markiert. Im Anschluss daran wurden zusätzliche, induktive Codes zur Erweiterung des Codesystems abgeleitet. Um die Güte der Codierung zu erhöhen, wurde die Codierung von beiden Forscher:innen unabhängig voneinander durchgeführt und im Anschluss verglichen. Dabei fiel auf, dass einzelne Codes nicht trennscharf und eindeutig genug waren, weshalb sie konkretisiert oder auch zusammengefasst wurden. Das finale Codesystem wird nachfolgend in Tab. 4.2 dargestellt.

Literatur

Bogner, A., Littig, B., & Menz, W. (2014). Interviews mit Experten: Eine praxisorientierte Einführung. Springer, Wiesbaden.

Helfferich, C. (2011). Übungsteil III: Die Interaktion im Interview – Dynamik und Gestaltung. In C. Helfferich (Hrsg.), Die Qualität qualitativer Daten: Manual für die Durchführung qualitativer Interviews (S. 119–166). VS Verlag für Sozialwissenschaften, Wiesbaden. https://doi.org/10.1007/978-3-531-92076-4_5

Helfferich, C. (2019). Leitfaden- und Experteninterviews. In N. Baur & J. Blasius (Hrsg.), Handbuch: Methoden der empirischen Sozialforschung (S. 669–686). Springer Fachmedien, Wiesbaden. https://doi.org/10.1007/978-3-658-21308-4_44

Kassner, K., & Wassermann, P. (2002). Nicht überall, wo Methode draufsteht, ist auch Methode drin. In A. Bogner, B. Littig, & W. Menz (Hrsg.), Das Experteninterview: Theorie, Methode, Anwendung (S. 33–70). VS Verlag für Sozialwissenschaften, Wiesbaden. https://doi.org/10.1007/978-3-322-93270-9_2

Kuckartz, U., & Rädiker, S. (2020). Fokussierte Interviewanalyse mit MAXQDA: Schritt für Schritt. Springer VS, Wiesbaden. https://doi.org/10.1007/978-3-658-31468-2

Kuhn, A. (2014). Auswertung der Informationskampagne der Gründungskonferenz zur Errichtung einer Pflegekammer in Rheinland-Pfalz: Zwischenbericht, Stand 31.10.2014. Geschäftsstelle der Gründungskonferenz zur Errichtung einer Pflegekammer in Rheinland-Pfalz. https://forschungsnetzwerk-gesundheit.hwg-lu.de/fileadmin/user_upload/forschung-transfer/Forschungsnetzwerk_Gesundheit/Kooperation/Auswertung_Informationskampagne_Gruendungskonferenz_Zwischenbericht_141031.pdf. Zugegriffen: 14.01.2025.

Kuhn, A. (2016). Die Errichtung einer Pflegekammer in Rheinland-Pfalz. Springer Fachmedien, Wiesbaden. https://doi.org/10.1007/978-3-658-12541-7

Kuhn, A. (2024). Das ethische Mandat von Pflegekammern: Entwicklung einer Programmtheorie aus Perspektive der Gesundheitsförderung. Springer Fachmedien, Wiesbaden. https://doi.org/10.1007/978-3-658-44512-6

Mayring, P. (2016). Einführung in die qualitative Sozialforschung (6. neu ausgestattete, überarb. Aufl.). Beltz, Weinheim und Basel.

Meuser, M., & Nagel, U. (1991). ExpertInneninterviews – vielfach erprobt, wenig bedacht. In D. Garz & K. Kraimer (Hrsg.), Qualitativ-empirische Sozialforschung: Konzepte, Methoden, Analysen (S. 441–471). VS Verlag für Sozialwissenschaften, Wiesbaden. https://doi.org/10.1007/978-3-322-97024-4_14

Ergebnisse der Expertinneninterviews 5

Inhaltsverzeichnis

Basierend auf der im vorangegangenen Kapitel beschriebenen Methodik werden nachfolgend die Ergebnisse der Expertinneninterviews beschrieben. Die Darstellung folgt der Struktur des entwickelten Codesystems. Hierzu erfolgt eine Darlegung der Zielsetzungen sowie des inhaltlichen und didaktischen Rahmens. Gleichermaßen stehen die Rolle der Multiplikator:innen, die Bewältigung von Herausforderungen und die organisatorischen Aspekte im Fokus der Analyse. Diese Erkenntnisse bilden die empirische Grundlage für die spätere Konzeption der Bildungsveranstaltung.

H. Igl et al., *Politische Partizipation in der Pflege*,
https://doi.org/10.1007/978-3-662-73507-7_5

5.1 Ziel der Veranstaltung

Als übergeordnetes Ziel der Veranstaltungen in Rheinland-Pfalz wurde insbesondere die Information möglichst vieler Pflegefachpersonen genannt (Kuhn: 13). Darüber hinaus war es aber auch ein wesentliches Ziel, mit den Pflegefachpersonen in den Austausch zu kommen, zuzuhören und deren Sichtweise kennenzulernen, um sie im besten Fall mit in den Gründungsprozess einbinden zu können (Kuhn: 17).

5.2 Inhaltsebene

Aus beiden Interviews gingen Themen hervor, die die Expertinnen entweder für besonders wichtig hielten oder die bei den Teilnehmenden häufig auf Interesse stießen.

Podday gibt insgesamt an, dass gerade die inhaltlichen Sequenzen für Pflegefachpersonen interessant waren, weniger hingegen die konkrete Herangehensweise der Kammer bei Gesetzgebungsverfahren (Podday: 20).

Noch bevor konkrete Informationen zur Pflegekammer angeboten werden, empfiehlt Podday jedoch, einen Überblick über das deutsche Gesundheitssystem zu geben, um das nötige Basiswissen für die Selbstverwaltung der Pflege zu schaffen: „Wie funktioniert das deutsche Gesundheitssystem? Warum ist die Pflege dort unterrepräsentiert? Und warum können wir auch nicht verlangen, dass das die Politik für uns löst, unsere Probleme?“ (Podday: 16). Auch Kuhn beschreibt, dass sie erst durch ihr Studium viele Zusammenhänge begriffen hat und es anderen Pflegefachpersonen möglicherweise ebenso geht: „Und dann kam das Studium. Und dann habe ich vieles, vieles auch nachvollziehen können. Und ich glaube, da stehen viele Pflegende, dass sie nicht wissen, warum? Warum ist das so?...“ (Kuhn: 49). Den Teilnehmenden musste auch verdeutlicht werden, welche Aufgaben eine Pflegekammer nicht übernimmt. Besonders die Abgrenzung zu anderen Organisationen wie Gewerkschaften war für viele unklar. Dadurch wurden Tätigkeiten, die nicht in den Zuständigkeitsbereich der Kammer fallen – wie etwa Tarifverhandlungen – fälschlicherweise als Defizite dieser wahrgenommen (Kuhn: 17). Laut Podday kann darauf aufbauend versucht werden, zu verdeutlichen, welchen Mehrwert eine Selbstverwaltung der Pflege und ihre Beteiligung in den wichtigen Gremien bringen würde (Podday: 46).

Beide Expertinnen beschreiben jedoch eine teils vorliegende Ungeduld der beruflich Pflegenden mit Blick auf die Wirksamkeit der Pflegekammer: „Ein bisschen Wind aus den Segeln kriegt man schon, indem man sagt, ‚Wir holen gerade 70 Jahre oder 100 Jahre Selbstverwaltung nach und das braucht seine Zeit‘“ (Podday: 46). Kuhn weist deshalb darauf hin, dass den Pflegefachpersonen transparent gemacht werden sollte, „...., dass so was einen langen Atem braucht ...“ (Kuhn: 31). Weiter beschreibt sie bei Pflegenden ein häufig wahrgenommenes Gefühl der Ohnmacht und begrenzter Einflussmöglichkeiten. Dieses steht im Widerspruch zur Eigenverantwortung und Selbstwirksamkeit, was wiederum stark mit der Verkammerung einhergeht. Bei den Pflegenden muss also ein Umdenken stattfinden. Weg vom Gefühl ein „kleines Rädchen“ zu sein. Die Pflegenden sollen ihre

Handlungsmöglichkeiten erkennen und gleichzeitig die Motivation nicht verlieren (Kuhn: 49).

Häufig diskutierte Themen, bei denen es oft Fehlinformationen oder Wissenslücken gibt, sind die Beiträge, die Pflichtmitgliedschaft und der Datenschutz. Auch die Wahrnehmbarkeit und der Einfluss der Pflegekammer auf die Praxis vor Ort werden oft hinterfragt (Podday: 42). Beide Expertinnen betonen, wie wichtig es ist, die individuellen Bedürfnisse und Probleme der Pflegenden zu verstehen und ihnen mit praxisnahen Beispielen aufzuzeigen, wie die Kammer diese adressieren kann (Kuhn: 49; Podday: 20). Die hier beispielhaft genannten Fallbeispiele beziehen sich vor allem auf die Themen Berufsordnung sowie Fort- und Weiterbildungsordnung und deren Anwendung:

> „Ein fiktives Beispiel, da ging es darum, dass ein Patient aufgrund seiner Diagnose oder Unfall, Krankheit im Bett bleiben musste, die Diagnose aber noch nicht erfahren hatte und die Pflegefachperson gebeten hat, ihn zur Toilette zu begleiten und aufzustehen, da hat die Pflegefachperson ihn dann auch schon mal in Grundzügen über die Diagnose aufgeklärt, weil der Arzt noch nicht vor Ort war. Der Arzt kam dann nachher, hat das erfahren und die Pflegefachperson gerügt .... Und das war so ein klarer Fall, wo man sagen konnte: ‚Hey, hier ist die Berufsordnung, die besagt, dass wir das auch machen dürfen'" (Podday: 24).
>
> „‚Ich würde mich ja gern weiterbilden, ... aber meine Einrichtung, die lässt mich nicht' oder so und dann kann man sagen: Und wenn es eine Kammer gibt, dann gibt es ein Fortbildungsregister. Und da kam, dann haben sie eine Fortbildungspflicht und sie werden auch unterstützt" (Kuhn: 19).
>
> „‚Ich würde gern ordentlich pflegen, aber ... komme nicht dazu, weil ich immer 1000 andere Sachen muss ...' Und dann können die sagen, es wird von einer Kammer eine Berufsordnung geben, die die Pflegefachpersonen für sich selbst verfasst haben und die mit Leben zu füllen ist. Und die, die ist einklagbares Recht. Darauf können wir uns berufen. Wir haben in unserer Berufsordnung Rheinland-Pfalz z. B. als Grundlage die Definition von Pflege drin, damit klar ist, was Pflege tut und was Pflege nicht tut. Und auch wo auch klar ist, wer kann Pflegefachpersonen pflegefachliche Anweisungen geben" (Kuhn: 19).

Pflegefachpersonen sollte darüber hinaus bewusst gemacht werden, dass es um sie selbst geht und nicht um die Einrichtungen (Kuhn: 17). Podday appelliert auch an das berufliche Selbstverständnis der Pflegefachpersonen: „Das eigene Berufsverständnis, ... also ‚Du übst einen Heilberuf aus, du trägst Verantwortung'" (Podday: 14).

Der Blick ins Ausland, im besten Fall durch eine Fachperson, die dies selbst erlebt hat, könnte den Teilnehmenden zusätzlich helfen, um zu verstehen, dass Pflegekammern in anderen Ländern längst etabliert sind und dort auch funktionieren (Kuhn: 31).

Abschließend in dieser Kategorie bleibt erneut die zentrale Erkenntnis, dass mit zunehmender Information der Menschen auch deren Akzeptanz gegenüber einer Pflegekammer stieg: „Je mehr die Menschen wussten ..., desto klarer wurde es, dass die Kammer gut ist" (Kuhn: 17).

5.3 Didaktische Gestaltung

5.3.1 Rahmenbedingungen

Aus den Interviews geht hervor, dass die Rahmenbedingungen der Veranstaltungen sorgfältig gesteuert wurden. Dabei spielten die zeitliche Gestaltung, die Gruppengröße sowie die Netzwerke der Multiplikator:innen eine Rolle.

Die Informationsveranstaltungen fanden und finden in beiden Fällen in Präsenz statt. Podday berichtet, dass je nach Wunsch der anfragenden Institution jedoch auch Veranstaltungen im Online-Format möglich sind (Podday: 4).

Die zeitliche Gestaltung der Veranstaltungen war unterschiedlich. Podday berichtet, dass ihre Veranstaltungen in der Regel etwa eine Stunde dauerten, wobei sie bei Bedarf verlängert wurden (Podday: 6). Auch Kuhn betonte eine offene zeitliche Gestaltung, je nach Bedarf der Gruppe (Kuhn: 15).

Hinsichtlich der Gruppengröße beschreibt Kuhn die Herausforderung, dass die Teilnehmerzahlen bei ihren Veranstaltungen schwer einzuschätzen waren, da es nicht immer Voranmeldungen gab und so die Zahlen teils zwischen einer Person und 500 Personen sehr stark schwankten (Kuhn: 11). Obwohl die Idee war, möglichst viele Menschen zu erreichen, waren die effektivsten Veranstaltungen die kleineren Formate mit intensivem Austausch: „... Wir haben in aller Tiefe am ehesten die Menschen dann erreicht, wenn wir eine kleine Diskussionsrunde hatten" (Kuhn: 19). Größere Veranstaltungen mit 50 Teilnehmenden bergen laut Kuhn die Gefahr, dass nur wenige aktiv mitwirken und die Dozierenden in der Masse nicht gut feststellen können, wenn Teilnehmende der Veranstaltung nicht mehr folgen können oder wollen (Kuhn: 47).

Podday berichtet, dass bei den Veranstaltungen der Pflegekammer NRW immer geprüft wird, ob es ehrenamtliche Multiplikator:innen in der Nähe gibt oder solche, die unter Umständen sogar mit der jeweiligen Einrichtung in Verbindung stehen. Diese werden dann bevorzugt mit der Übernahme der Veranstaltungen betraut (Podday: 4).

Kuhn empfiehlt, neben einem verpflichtenden Informationsteil auch ein freiwilliges, weiterführendes Vertiefungsangebot zu entwickeln, um motivierte Teilnehmende zu fördern (Kuhn: 63).

5.3.2 Zielgruppenorientierung

Aus beiden Interviews geht hervor, dass es entscheidend ist, die Interessen und Bedürfnisse der jeweiligen Zielgruppe zu erfragen und darauf einzugehen. Dabei spielen Faktoren wie Berufserfahrung, Arbeitsumfeld und Vorerfahrungen eine wichtige Rolle (Podday: 9). Sie nennt dabei die stationäre Langzeitpflege, welche beispielsweise andere Interessensschwerpunkte hat als Pflegemanager:innen oder Klinikpersonal (Podday: 36).

Zudem muss bei der Planung und Durchführung der Veranstaltungen berücksichtigt werden, dass die Teilnehmenden häufig sehr unterschiedliche

Voraussetzungen und Erfahrungen mitbringen. Diese Heterogenität kann dazu führen, dass manche Personen zögern, sich aktiv einzubringen. So kann es beispielsweise Teilnehmende geben, die ‚Deutsch als Zweitsprache' sprechen oder über unterschiedliche formale Bildungsabschlüsse verfügen und sich daher unsicher fühlen, Fragen zu stellen oder an Diskussionen teilzunehmen. Auch Bedenken der Teilnehmenden bezüglich des Arbeitgebenden können hierbei eine Rolle spielen (Kuhn: 43; Kuhn 47).

5.3.3 Methoden und Sozialformen

Bei den Informationsveranstaltungen zur Pflegekammer wurden verschiedene Methoden und Sozialformen angewandt. Eine zentrale Rolle spielte jedoch die Veranstaltungsstruktur und der Dialog mit den Teilnehmenden.

Beide Expertinnen berichten von Veranstaltungsformaten, die sich aus einer Inputphase und einer Diskussions-/Interaktionsphase zusammensetzen (Kuhn: 13; Podday: 6). Die konkrete methodische Gestaltung hängt stark von den jeweiligen Multiplikator:innen und der Gruppengröße ab. Während einige Dozierende sich sicher genug fühlen, um dialogische Formate zu nutzen und flexibel auf Fragen zu reagieren, bevorzugen andere eine strukturierte Präsentation anhand von PowerPoint-Folien (Podday: 8). Kuhn ergänzt, dass sich insbesondere bei großen Veranstaltungen mit bis zu 500 Teilnehmenden vor allem Inputvorträge und Diskussionen als praktikable Formate erwiesen haben (Kuhn: 11). Für eine festgelegte Anzahl an Teilnehmenden hingegen erachtet sie es als sinnvoll, Seminarmethoden anzuwenden (Kuhn: 13). Podday empfiehlt darüber hinaus, dass der Vortrag nicht zu lange dauern sollte, um die Aufmerksamkeit der Teilnehmenden aufrechtzuerhalten. Sie berichtet von einer häufig genutzten Vortragslänge von etwa 45 min mit anschließender Diskussion von etwa 15 min (Podday: 6).

Ein entscheidender Erfolgsfaktor für die Informationsveranstaltungen ist aus Sicht beider Expertinnen die Möglichkeit zum Dialog. Gerade bei skeptischen Teilnehmenden kann ein persönliches Gespräch helfen, offene Fragen zu besprechen und mögliche Missverständnisse auszuräumen. (Podday: 18, 22). Zudem spielt die direkte Ansprache von Teilnehmenden während oder nach den Veranstaltungen, also auch das Zuhören und die Reflexion über deren Sichtweisen eine wichtige Rolle. Durch einen solchen offenen Dialog kann eruiert werden, wo die jeweiligen Personen stehen, wo Bedenken bestehen und wo man für sie Anknüpfungspunkte einer Pflegekammer findet (Kuhn: 11, 19; Podday: 48). Der nachgehende Dialog mit den Teilnehmenden spielt auch deshalb eine Rolle, weil die Teilnehmenden mit Hemmungen oder Unsicherheiten sich hier möglicherweise eher trauen, offen zu sprechen (Kuhn: 43).

Podday berichtet außerdem, dass die Dozierenden teilweise mit den bereits zuvor beschriebenen praxisnahen, fiktiven Fallbeispielen arbeiten, um den Nutzen der Berufsordnung für die Teilnehmenden greifbar zu machen (Podday: 22). Um das Thema Pflegekammer für die Teilnehmenden insgesamt verständlicher und erlebbarer zu machen, schlägt Kuhn auch vor, eine Person zu finden, die aus ihrem

Heimatland über ein funktionierendes Pflegekammersystem berichten kann (Kuhn: 31).

In großen Gruppen bestehe die Schwierigkeit, alle Teilnehmenden zu aktivieren. „... Da wäre es gut, wenn Sie irgendwas an Methodik hätten, wie Sie die hinterm Ofen rauslocken" (Kuhn: 29). Kuhn empfiehlt auch deshalb neben den Informationsveranstaltungen in großen Gruppen, kleinere Workshops anzubieten, die als Vertiefung für besonders interessierte Personen dienen. Dies könne dazu beitragen, dass sich Multiplikator:innen finden, die das Thema Pflegekammer in ihre Arbeitsumgebung tragen und als Ansprechpersonen in ihren Einrichtungen wirken (Kuhn: 63). Sie schlägt auch eine konkrete Unterstützung für Diskussionen im Alltag vor:

> „... Das ist auch so ein Gedanke, dass man eher in kleineren Workshops arbeitet. ..., dass man wirklich auch denen ... Argumentationshilfen an die Hand gibt, die sie in der Praxis, in den Gesprächen mit den Kollegen bringen können" (Kuhn: 33).

Hinsichtlich der sprachlichen Gestaltung weist Podday darauf hin, dass bestimmte Begrifflichkeiten bei den Teilnehmenden negative Assoziationen hervorrufen könnten. Sie regt daher an, sensibel mit Begriffen wie beispielsweise „Zwang" umzugehen. Stattdessen empfiehlt sie in diesem Zusammenhang von „Pflicht" zu sprechen. (Podday: 28). Der ursprünglich oft verwendete Machtbegriff wurde in NRW evaluiert, weil die Multiplikator:innen sich damit teilweise nicht wohlfühlten: „Wir haben davon gesprochen: ‚Wir als Heilberufsgruppe sind eine Macht' ... Der wurde abgelehnt. Also, das wurde noch mal überarbeitet ..., weil die Berufsgruppe sich da noch gar nicht so einig ist, ob sie Macht haben möchte" (Podday: 28).

5.3.4 Medien und Material

Für die Veranstaltung wurden von beiden Pflegekammern standardisierte PowerPoint-Präsentationen erarbeitet, die für den Vortrag verwendet werden. Bei den Informationsveranstaltungen der Pflegekammer RLP wurden die Vorträge anhand der PowerPoint-Präsentation gezielt einheitlich gestaltet, um sicherzustellen, „..., dass auch der Wissensstand innerhalb der Multiplikatoren gleich war" (Kuhn: 6).

Podday betont dagegen, dass es zwar eine einheitliche Präsentation gibt, diese aber nicht standardisiert vorgestellt werden muss, sondern die Multiplikator:innen diese an die Zielgruppe anpassen können. Sie empfiehlt, mehr Wert auf wenige qualitative Schlüssel-Folien zu legen, anstatt zwingend einen umfassenden Standard-Foliensatz vollständig durchzugehen (Podday: 48). Sie berichtet außerdem, dass neben der PowerPoint-Präsentation auch die Pflegekammer betreffenden Positionspapiere und Stellungnahmen für die Bildungsveranstaltungen genutzt werden. Diese dienten dazu, aktuelle Aspekte der Kammerarbeit zusammenzufassen und gezielt in die Diskussionen mit den Teilnehmenden einzubringen. Innerhalb der Pflegekammer NRW finde deshalb vor den Veranstaltungen noch mal ein Austausch über aktuelle Themen statt (Podday: 6).

Beide Expertinnen berichten von der Verwendung von Flyern, die als klassisches Informationsmaterial eingesetzt werden (Kuhn: 43; Podday: 10). Für die tiefere inhaltliche Auseinandersetzung schlägt Podday ausführlicheres Informationsmaterial vor. Die Pflegekammer NRW stellt hierfür beispielsweise ein beliebtes Handout mit den zehn häufigsten Fragen zur Kammer zur Verfügung (Podday: 10). Neben den Flyern, die den Teilnehmenden ausgehändigt werden, kommen auch Plakate zum Einsatz, die wesentliche Informationen zur Pflegekammer beinhalten und im Stationszimmer oder der Einrichtung ausgehängt werden können. Diese werden entweder zum Selbstausdruck oder in fertigen Printprodukten zur Verfügung gestellt (Kuhn: 15; Podday: 46).

Die Pflegekammer NRW setze zudem auf weitere kreative Merchandise-Artikel, die im Rahmen solcher Veranstaltungen an die Teilnehmenden ausgegeben werden, um „... noch mal so ein bisschen bleibenden Eindruck zu hinterlassen“ (Podday: 48). Dazu gehörten beispielsweise bedruckte Tennissocken, Baumwolltaschen oder Postkartenmotive mit verschiedenen Aufdrucken: „Das sind vier Stück oder fünf irgendwie, und ich glaube, so eine der beliebtesten ist: ‚Wer die Verantwortung trägt, soll auch die Regeln machen‘“ (Podday: 10).

5.4 Multiplikator:innen

5.4.1 Rolle der Multiplikator:innen

Beide Expertinnen betonten die wichtige Rolle der Multiplikator:innen bzw. Kammerbotschafter:innen für die erfolgreiche Umsetzung der Informationsveranstaltungen. Zum einen sieht Podday in ihnen Schlüsselpersonen, um in die Einrichtungen zu kommen: „Ich glaube, was wir wirklich gelernt haben, ist die Kammerbotschafter, Kammerbotschafterinnen, das ist eine absolut wertvolle Gruppe, weil das sind so die Türöffner in die Einrichtungen und das ist nicht zu unterschätzen“ (Podday: 50). Zum anderen wurde in den Interviews deutlich, dass die Persönlichkeit und Ausstrahlung der Multiplikator:innen entscheidend für die Akzeptanz des Themas Pflegekammer waren. Besonders ehrenamtlich Engagierte sowie Personen, die als sympathisch wahrgenommen wurden, wurden von den Pflegenden eher positiv aufgenommen. Kuhn betont, dass Pflegende stark über Beziehungen kommunizieren und reagieren. Wenn eine Person unsympathisch wirke, könne sich dies auch auf die Haltung der Teilnehmenden zum Thema Pflegekammer auswirken (Kuhn: 49). Podday betonte, dass Personen aus dem Ehrenamt, die teilweise weiterhin in der direkten Versorgung tätig sind, besonders gut von den Teilnehmenden akzeptiert werden (Podday: 4).

In Rheinland-Pfalz waren insgesamt über 100 Personen im Einsatz (Kuhn: 43). Die Multiplikator:innen werden von beiden Expertinnen als eine eher heterogene Gruppe mit unterschiedlichen Voraussetzungen beschrieben, beispielsweise durch verschiedene Bildungsabschlüsse (Kuhn: 7). Laut Kuhn hatten die wenigsten dabei einen pädagogischen Hintergrund (Kuhn: 11). Es waren aber Personen, die Interesse an der Pflegekammer hatten und motiviert waren, ihren Beitrag zu leisten:

„Also es war so ein ganz, ganz engagierter und motivierter Kern, der sich da gebildet hat“ (Podday: 38). Dadurch hatten einige auch schon Vorwissen zur Thematik (Podday: 40).

Für die Gewinnung von Multiplikator:innen empfiehlt Kuhn zu versuchen, in den Veranstaltungen selbst neue Multiplikator:innen zu gewinnen, „..., die diese Informationen in die Breite tragen“ (Kuhn: 41). Auch deshalb rät sie zu dem weiterführenden Angebot nach der eigentlichen Veranstaltung (Kuhn: 63).

Neben den ausgesandten Multiplikator:innen betont Podday weitere wichtige Schlüsselpersonen in den Einrichtungen, die dabei helfen, die Informationen über die Pflegekammer weiterzuverbreiten. Hierzu nennt sie beispielsweise „Stationsleitungsrunden“ (Podday: 50):

> „Eigentlich geht es immer darum, wenn man diese Schlüsselpersonen davon überzeugt hat, dass die Pflegekammer gut ist und dass es auch einen Sinn hat, dass sie existiert, dann tragen die diese Haltung auch weiter. Und das macht eigentlich so das meiste aus.“ (Podday: 50).

5.4.2 Briefing und Unterstützung der Multiplikator:innen

Um die Multiplikator:innen bestmöglich auf ihre Aufgabe vorzubereiten, ergreifen die Pflegekammern verschiedene Maßnahmen.

Neue Multiplikator:innen erhalten eine Art Onboarding. Ein erstes Kennenlernen erfolgt oft telefonisch, dann folgen auch Treffen, in denen sie mit wichtigen Informationen versorgt werden (Podday: 38). Um die unterschiedlichen Wissensstände anzugleichen, wurde auch in Rheinland-Pfalz eine einheitliche PowerPoint zur Verfügung gestellt: „Wir wollten, dass dasselbe erzählt wird, dass auch der Wissensstand innerhalb der Multiplikatoren gleich war“ (Kuhn: 7).

Um die Personen auch auf kritische Fragen und schwierige Situationen vorzubereiten, wurden diese in Rheinland-Pfalz auch gezielt in der Kommunikation geschult und waren immer zu zweit in den Veranstaltungen:

> „Wir wollten aber auch, dass die wissen, wenn sie irgendwie angefeindet werden..., dass sie dann sprachfähig werden. ... Wir haben damals ... auch einen Workshop gemacht, um die Leute zu briefen, zu schauen, was sage ich denn, wenn ... Und wir haben auch immer versucht, dass keiner irgendwo alleine war, dass es immer zwei waren“ (Kuhn: 7).

Kuhn empfiehlt daher, die Multiplikator:innen gezielt im Umgang mit schwierigen Situationen zu schulen – beispielsweise auch mit Deeskalationstechniken (Kuhn: 27). In Nordrhein-Westfalen gab es zwar keinen Workshop, aber in regelmäßigen Treffen wurden schwierige Situationen und mögliche Umgangsstrategien offen thematisiert (Podday: 40). Auch in Rheinland-Pfalz fand eine laufende „Reflexion der Multiplikatoren“ statt (Kuhn: 15). Podday betont jedoch, dass die Multiplikator:innen durch ihre Vorkenntnisse auch von sich aus schon gut mit kritischen Fragen umgehen können: „Also von daher, zum großen Teil sind die da auch wirklich schon so ein bisschen darauf vorbereitet, was da für Fragen kommen“ (Podday:

40). Um dies zusätzlich zu gewährleisten, erfolgt vor den Veranstaltungen in der Regel eine Erwartungsabfrage in den Einrichtungen, damit die Dozierenden sich bestmöglich vorbereiten können (Podday: 34).

Damit die Multiplikator:innen stets gut informiert sind, werden sie per E-Mail und in regelmäßigen Treffen auf dem Laufenden gehalten: „Wir haben immer Multiplikatorentreffen gemacht und uns abgesprochen" (Kuhn: 43). In NRW finden diese Treffen auch etwa alle vier bis sechs Wochen statt (Podday: 38). Neben Informationen werden die Personen auch mit weiteren Materialien wie Flyern oder Merchandise-Artikeln versorgt (Podday: 38). In Rheinland-Pfalz haben die Multiplikator:innen zusätzlich auch eine Handreichung für die Durchführung der Veranstaltungen erhalten (Kuhn: 7).

Um den Wiedererkennungswert der Multiplikator:innen zu stärken, erhalten sie in NRW beispielsweise auch ein Plakat und einen Pullover, „... was die auch vor Ort aufhängen können, weil das auch noch mal so einen gewissen Stolz ausdrückt, sich als Kammerbotschafter ausweisen zu können ... Und die haben jetzt noch mal so Pullis bekommen, auch mit Pflegekammer-NRW-Logo und Pflegekammer hinten drauf" (Podday: 38).

5.5 Herausforderungen

5.5.1 Finanzielle Ressourcen

Eine zentrale Herausforderung der Umsetzung waren die mangelnden finanziellen Ressourcen für die Öffentlichkeitsarbeit (Kuhn: 5). Kuhn beklagt, dass es häufig an der Finanzierung solcher Projekte mangelt. Mit einem geringen finanziellen Budget zu wirtschaften ist für die Beteiligten mit erheblichen Anstrengungen verbunden (Kuhn: 31). Damit dieses Problem gar nicht erst auftritt, empfiehlt sie die Suche nach einem Stifter (Kuhn: 59).

5.5.2 Reaktionen der Teilnehmenden

Eine weitere Herausforderung stellten die Reaktionen der teilnehmenden Pflegefachpersonen bzw. deren Haltung zur Pflegekammer dar. Durch die bereits beschriebene heterogene Berufsgruppe fallen auch die Reaktionen auf die Veranstaltungen sehr unterschiedlich aus. Kuhn beschreibt, dass von Zustimmung über Desinteresse bis hin zur Ablehnung alle Reaktionen möglich sind (Kuhn: 25).

Besonders bei den Veranstaltungen zur Pflegekammer Rheinland-Pfalz gab es noch viele Pflegefachpersonen, die noch keine Grundkenntnisse zum Konzept der Pflegekammer hatten (Kuhn: 5). Das fehlende Vorwissen in Kombination mit den monetären Pflichtbeiträgen rief laut Kuhn bei einigen primär Ablehnung hervor: „... ‚Huch, wie da muss ich rein, das muss ich bezahlen, das will ich nicht'" (Kuhn: 5). Sie betont aber auch, dass mittlerweile die Lage anders ist und mehr Pflegefachpersonen mit dem Begriff Pflegekammer bereits Kontakt hatten, was neben

Zustimmung auch zusätzliche Vorbehalte mit sich bringen kann (Kuhn: 27). Dabei spricht sie nicht nur von sachlicher Kritik, sondern berichtet auch von kursierenden Falschinformationen: „Es gibt..., sagen wir, alternative Wahrheiten ... ‚Die sacken ja nur das Geld von den armen Pflegenden ein. Und dann, dann kaufen sie sich ein Schlösschen in Mainz und dann wollen sie alle ein Dienstfahrzeug haben, möglichst einen dicken Mercedes'" (Kuhn: 25). Auch Podday berichtet, dass die Vorbehalte und Unwissenheit von Pflegefachpersonen eine große Hürde in den Veranstaltungen darstellen und diese aufzuarbeiten viel Zeit in Anspruch nimmt. Veranstaltungen mit Auszubildenden würden deshalb besser laufen, da sie das System bereits von Anfang an kennenlernen. Bei Pflegefachpersonen muss in den Veranstaltungen dagegen eine Art aufwendiges „Changemanagement" betrieben werden (Podday: 48).

Einige Pflegefachpersonen zweifeln außerdem den Mehrwert der Pflegekammer für die Berufsgruppe an. Dabei zeigt sich teilweise auch eine durch die Teilnehmenden unscharfe Abgrenzung zwischen Pflegekammer und Gewerkschaft, die – wie bereits auf inhaltlicher Ebene beschrieben – zu Verwirrung führen kann:

> „Und dann auch so das meistgenutzte Argument ist wirklich ‚Ihr bringt ja nichts'. Also so ‚Auch mit der Pflegekammer wird sich nichts ändern'. Und dieses Thema ‚Die Pflegekammer kann auch nichts gegen den Fachkräftemangel tun'. ... Also ‚Wo könnt ihr denn genau, also wo merke ich denn, dass es die Pflegekammer gibt? Ich merke jetzt auch, wo es die Pflegekammer seit zwei Jahren gibt, keinen Unterschied in der Versorgung vor Ort'" (Podday: 42).

Die Ungeduld der Pflegefachpersonen in Bezug auf spürbare Veränderungen verdeutlicht erneut das Spannungsfeld, dass die Pflichtbeiträge von Anfang an anfallen: „Das braucht seine Zeit. ... Wenn es dann darum geht, dass die Pflegefachperson ihren Beitrag zahlen muss monatlich, ist das natürlich auch maximal unbefriedigend" (Podday: 46). Kuhn berichtet auch von emotionalen Erlebnissen aufgrund der Dauer bis zur Kammergründung in Rheinland-Pfalz: „Aber dann habe ich Menschen erlebt, die saßen vor mir mit Tränen in den Augen. Die haben gesagt, das ist viel zu spät, bis dahin ist alles zu spät. ... Die standen so unter Druck, dass sie dafür überhaupt keine Geduld haben" (Kuhn: 31).

Neben Befürwortenden und Unentschlossenen gibt es auch einige Pflegefachpersonen, die dem Thema Pflegekammer grundsätzlich ablehnend gegenüberstehen. Von solchen Erfahrungen berichten beide Expertinnen. Podday schildert auch, dass dies teilweise dazu führt, dass gar keine weiteren Informationen zum Thema gewollt werden, da die Personen „grundlegend <u>nicht</u> überzeugt sind" (Podday: 18). Auch Kuhn nimmt dies ähnlich wahr: „Dann sitzt da alles so vor dir (mit vor der Brust überkreuzten Armen) und greift dich schon mal zumindest nonverbal an. Da muss man schon schauen, wie kriegt man denn da Brücken gebaut" (Kuhn: 9). Beide Expertinnen plädieren in solchen Situationen dafür, den Dialog mit den Personen zu suchen (Kuhn: 47; Podday: 18), wie im Untercode Methoden und Sozialformen bereits beschrieben. Alle Situationen lassen sich jedoch auch im Dialog nicht auflösen. Insbesondere Kuhn berichtet, dass sie im Laufe der Zeit immer wieder Anfeindungen erlebt hat (Kuhn: 47), teils sogar von Angehörigen der Pflegefachpersonen (Kuhn: 43).

Neben den beschriebenen Haltungen gibt es außerdem Pflegefachpersonen, die insgesamt desinteressiert sind und sich gar nicht mit dem Thema Pflegekammer oder Berufspolitik auseinandersetzen wollen. Kuhn beschreibt die Berufsgruppe in diesem Zusammenhang auch als „sehr, sehr, sehr unpolitisch" (Kuhn: 29). Auch Podday hat den Eindruck, dass manche Pflegefachpersonen nicht bereit sind, selbst Verantwortung zu übernehmen und die Pflegekammer deshalb ablehnen (Podday: 22). Kuhn berichtet, dass die ablehnende bzw. desinteressierte Haltung es zusätzlich erschwert hat, die Zielgruppe zu erreichen (Kuhn: 27). Dieser Aspekt wird im Folgenden näher erläutert.

5.5.3 Zugang zur Zielgruppe

Der Zugang zu den Pflegenden für die Informationsveranstaltungen zur Pflegekammer ist mit großen Hürden verbunden. Ein zentrales Problem ist dabei die ablehnende Haltung einiger Einrichtungen gegenüber der Pflegekammer. In manchen Fällen reicht es aus, dass eine Person in der Entscheidungskette die Pflegekammer nicht befürwortet, sodass die Veranstaltung für die Pflegefachpersonen dort nicht stattfinden kann: „Es gibt immer irgendwo eine Person, die sagt: ‚Pflegekammer wollen wir nicht und die lassen wir erst gar nicht rein'" (Podday: 18). „Wir hatten auch ganz viele Träger, die gesagt haben: ‚Du kommst hier nicht rein'" (Kuhn: 22). Diese Problematik gab es immer wieder, auch wenn die Multiplikator:innen in den Rahmenbedingungen sehr flexibel waren und sind. Podday betont, dass sie tatsächlich auch für nur zwei Personen kommen würden (Podday: 18).

Als eine erfolgversprechende Strategie, um einen Zugang zu den Teilnehmenden zu erlangen, erachtet Podday die bereits beschriebene Kontaktaufnahme mit Schlüsselpersonen der Einrichtungen, um eine interne Multiplikation anzustoßen (Podday: 50).

Wenn der Zugang in die Einrichtung erreicht wurde, bestand auch noch die Möglichkeit, durch die Widerstände der Teilnehmenden selbst abgeblockt zu werden: „Die Frau Kuhn ist doch extra gekommen. Jetzt hör doch mal zu. ‚Nee, ich habe jetzt keine Zeit. Ich habe jetzt auch keine Lust mehr. Ich gehe jetzt heim'" (Kuhn: 27). Beide Expertinnen sehen die marginale Beteiligung der Pflegefachpersonen auch darin begründet, dass sie nach einem langen Arbeitstag wenig Motivation haben, sich zusätzlich mit pflegepolitischen Themen auseinanderzusetzen, und beklagen eine teils vorliegende Ignoranz (Podday: 18; Kuhn: 27). Zudem war die Teilnahme an den Veranstaltungen immer auf freiwilliger Basis, eine verpflichtende Teilnahme konnte nie erreicht werden (Kuhn: 23). Insgesamt wird eine eher geringe Zahl an Teilnehmenden an den Veranstaltungen beschrieben, wobei die tatsächliche Teilnahme oft hinter dem zuvor geäußerten Interesse zurückbleibt. Es gibt auch Anfragen für Online-Formate, dabei sei die Distanz zu den Teilnehmenden allerdings noch größer (Podday: 18).

5.6 Organisatorische Aspekte

5.6.1 Vorbereitung

Um bestmöglich auf die Veranstaltungen vorbereitet zu sein, wurden bereits vorab Informationen zu den Interessen und Erwartungen der Zielgruppe eingeholt, meist über die Person, die für die Organisation der Veranstaltung zuständig war. Teilweise traten in diesem Zusammenhang bereits bestimmte Fragen auf, auf die sich die Referent:innen vorbereiten und im Vortrag beziehen konnten (Podday: 34). Damit die Teilnehmenden sich bereits etwas unter der Veranstaltung vorstellen konnten, erhielten sie außerdem schon im Vorfeld Informationsmaterial, darunter Plakate, PDF-Flyer oder einen Link zur Website (Kuhn: 61).

Für die ersten Durchläufe des in dieser Arbeit geplanten Bildungsangebots empfiehlt Kuhn einen Veranstaltungsort zu wählen, an dem von vielen Interessierten und zugewandten Teilnehmenden ausgegangen werden kann, und eine Art Pretest durchzuführen:

> „... gehen Sie am Anfang zum Üben immer dahin, wo Sie sicher sind, dass Sie ganz viele haben, die für die Kammer sind, dass Sie das üben können.... Machen Sie da einen Pretest mit Leuten ... Und Sie schauen, wo hängt es denn?“ (Kuhn: 29).

5.6.2 Nachbereitung

Auch die Nachbereitung ist hinsichtlich des Erfolgs der Veranstaltungen nicht zu unterschätzen. So ist es laut beiden Expertinnen im Nachgang wichtig, den Teilnehmenden die Möglichkeit zu geben, Nachfragen zu stellen oder Feedback zu geben. Sowohl Kuhn als auch Podday betonen, dass direkt im Anschluss an den Vortrag in den Veranstaltungen selbst noch Raum für Fragen und Austausch gegeben wurde (Podday: 24; Kuhn: 11).

Besonders wichtig ist es, den Teilnehmenden auch über die Veranstaltung eine Ansprechperson zur Verfügung zu stellen. Dabei kommt es vor allem auf niedrigschwellige Kontaktmöglichkeiten an, die einen einfachen und unkomplizierten Austausch ermöglichen: „Irgendeine Infrastruktur, wo man sich dann auch im Nachgang noch mal hinwenden will. ... Also irgendjemand, der dann Ansprechpartner ist, der mit den Leuten spricht, mit denen man telefonieren, mailen ... kann“ (Kuhn: 43). Podday schildert, dass es in Nordrhein-Westfalen immer eine Kontaktmöglichkeit per Mail gibt (Podday: 34), während Kuhn Telefonate als besonders wertvoll beschreibt (Kuhn: 11). Auch Social-Media-Kanäle können eine Struktur bieten, um im Anschluss mit den Teilnehmenden in Kontakt zu bleiben: „Wir rufen immer dazu auf, uns beispielsweise auf den sozialen Kanälen zu folgen“ (Podday: 34).

Damit die Veranstaltung perspektivisch weiterentwickelt werden kann und mögliche Gründe für das Nicht-Erscheinen erhoben werden können, empfiehlt Kuhn, diese bei jeder Veranstaltung zu dokumentieren: „Gucken Sie mal, wer nicht kommt.

... Man muss, egal welche Interventionen man plant, man muss immer schauen, wen erreiche ich nicht und warum“ (Kuhn: 27).

Insgesamt war die offene und kontinuierliche Kommunikation mit den Teilnehmenden ein wesentlicher Erfolgsfaktor für die Veranstaltungen.

Konzeption einer Bildungsveranstaltung zur Förderung der politischen Teilhabe von Pflegefachpersonen in Bayern am Beispiel der Selbstverwaltung in der Pflege

6

Inhaltsverzeichnis

Auf Grundlage der Ergebnisse der Expertinneninterviews sowie der fachdidaktischen und fachwissenschaftlichen Auseinandersetzung mit dem Forschungsthema wird im Folgenden eine Bildungsveranstaltung zur Förderung der politischen Teilhabe von Pflegefachpersonen am Beispiel der beruflichen Selbstverwaltung im Präsenzmodus[1] konzipiert. Zunächst werden die allgemeinen Veranstaltungsinformationen sowie Zielgruppe, Rahmenbedingungen und Lernvoraussetzungen dargestellt. Im Anschluss folgt eine Darlegung der Seminarinhalte und -ziele sowie eine professionstheoretische und fachdidaktische Begründung dieser Inhalte und der gewählten Gestaltungselemente. Abschließend wird der Seminarverlauf in tabellarischer Form modelliert.

[1] Im Zuge des Projekts wurde auf Grundlage dieser Veranstaltung auch noch eine Online-Veranstaltung konzipiert.

H. Igl et al., *Politische Partizipation in der Pflege*,
https://doi.org/10.1007/978-3-662-73507-7_6

6.1 Allgemeine Angaben zur Bildungsveranstaltung

Bezeichnung der Fortbildung	Berufspolitik verstehen
Dozent:innen	Zwei Pflegefachpersonen, entweder die Urheber des Konzepts oder geschulte Multiplikator:innen
Veranstaltungsort	Seminarräume des Caritasverbandes Regensburg
Zielgruppe	Pflegefachpersonen des Caritasverbandes Regensburg
Anzahl der Teilnehmenden	Maximal 50 Personen
Seminardauer	120 min

Eigene Darstellung der allgemeinen Angaben zur Veranstaltung

6.2 Beschreibung der Zielgruppe, der Rahmenbedingungen und der Lernvoraussetzungen

Bei der Zielgruppe der Veranstaltung handelt es sich um Pflegefachpersonen aus den Bereichen Akutpflege, stationärer sowie ambulanter Langzeitpflege, der Tagespflege, der Pflegepädagogik und aus dem Pflegemanagement. Die Altersstruktur der Teilnehmenden ist sehr unterschiedlich, sie liegt (geschätzt) zwischen 19 und 65 Jahren. Hinsichtlich des Bildungsniveaus ist davon auszugehen, dass die Teilnehmenden mindestens eine dreijährige Ausbildung zur Pflegefachperson absolviert haben. Zusätzlich verfügen einige Teilnehmende voraussichtlich über Fachweiterbildungen sowie Bachelor- oder Masterabschlüsse. Aufgrund der zuvor dargestellten theoretischen Hintergründe und der Ergebnisse aus den Expertinneninterviews ist anzunehmen, dass die Teilnehmenden ein sehr variables, insgesamt jedoch eher geringes Vorwissen zu politischen Prozessen in der Pflege und zur Entwicklung von Pflegekammern aufweisen.

Der Direktor des Caritasverbandes Regensburg wünschte sich eine flächendeckende Teilnahme seiner Mitarbeitenden, weshalb davon ausgegangen wurde, dass auch tatsächlich ein großer Teil der Pflegefachpersonen teilnehmen wird. Die Seminarzeit wird als reguläre Arbeitszeit angerechnet. Die Führungskräfte wurden gebeten, die Teilnehmenden während der Seminarzeit nicht im Dienst einzuplanen. Da dies abschließend jedoch nicht verbindlich zugesichert werden konnte, ist auch mit Fluktuation oder Ablenkung zu rechnen. Vor diesem Hintergrund ist zu berücksichtigen, dass nicht alle Teilnehmenden aus intrinsischem Interesse teilnehmen werden. Dies kann sich auf das Engagement sowie auf die Dynamik innerhalb der Gruppe auswirken. Da das Thema Pflegekammer als politisch aufgeladen gilt, ist zudem davon auszugehen, dass unterschiedliche Haltungen in das Seminar eingebracht werden. Für die Durchführung bedeutet dies eine erhöhte Anforderung an Moderation, Offenheit und methodische Vielfalt, um einen konstruktiven Austausch zu ermöglichen.

Die Veranstaltung findet pro Tag jeweils zwei Mal statt. Die ersten Bildungsveranstaltungen werden von den Autor:innen selbst durchgeführt. Die Einladung der Teilnehmenden erfolgt durch eine Bildungsreferentin der Caritas, die die Termine frühzeitig an die jeweiligen Führungspersonen übermittelt, sodass diese bereits bei der Dienstplanung berücksichtigt werden können. Im Rahmen der Einladung erhalten die Teilnehmenden eine Kurzbeschreibung der Veranstaltung. Die Führungskräfte wurden im Vorfeld im Rahmen einer Informationsveranstaltung über die Ziele, Inhalte und den Ablauf des Seminars informiert, um auf mögliche Rückfragen ihrer Mitarbeitenden angemessen reagieren zu können. Dies ist insbesondere im Hinblick auf die zuvor beschriebene Sensibilität des Themas von Bedeutung. Es wurde außerdem davon ausgegangen, dass ein Teil der Teilnehmenden Deutsch als Zweitsprache spricht. Die jeweiligen Sprachkenntnisse können vorab nicht erhoben werden; allerdings ist anzunehmen, dass die Teilnehmenden, die in der direkten Versorgung von Pflegeempfänger:innen tätig sind, aufgrund ihres beruflichen Alltags über ein überwiegend gutes Sprachniveau verfügen.

6.3 Professionstheoretische und fachdidaktische Begründung der Seminarziele und -inhalte

Die geplanten Inhalte und das Seminarziel der Bildungsveranstaltung ergeben sich aus den geführten Interviews, einer professionstheoretischen und fachdidaktischen Auseinandersetzung mit der Thematik sowie den Vorgaben der Institution, in dessen Auftrag die Veranstaltungen durchgeführt werden. Diese Fundierung wird im weiteren Verlauf begründet.

Die in Kap. 3 geschilderte Ausgangslage spiegelt sich auch in den Aussagen der interviewten Expertinnen wider. Kuhn beschreibt die Pflege als „sehr unpolitisch und sehr schwer zu motivieren“ (Kuhn: 29), während Podday die Meinung vertritt, dass viele Pflegefachpersonen nicht bereit sind, Verantwortung zu übernehmen, und die Pflegekammer deshalb ablehnen (Podday: 22). Gleichzeitig zeigt sich jedoch auch ein starkes Informationsdefizit als mögliche Ursache für diese ablehnende Haltung. Kuhn stellt fest: „Je mehr die Menschen wussten..., desto klarer wurde..., dass die Kammer gut ist“ (Kuhn: 17). Daraus ergibt sich die Notwendigkeit gezielter politischer Information und Bildung, um politische Partizipation zu fördern vgl. Arabi et al., 2014; Hirt et al., 2016; Vandenhouten et al., 2011)

Die Pflegekammer als Möglichkeit berufspolitischer Mitbestimmung bildet den inhaltlichen Schwerpunkt des Seminars. Ziel ist es, den Teilnehmenden einerseits Wissen über Aufgaben, Chancen und Herausforderungen einer beruflichen Selbstverwaltung der Pflege zu vermitteln und sie dabei zu unterstützen, eine eigene Haltung zur Pflegekammer zu entwickeln. Darüber hinaus sollen die Beteiligten ihre politische Teilhabe als Pflegefachpersonen reflektieren und Handlungsmöglichkeiten für ein berufspolitisches Engagement entwickeln.

Die für den Workshop festgelegten Lernziele orientieren sich an dem Modell politischer Bildung nach Arabi et al. (2014): Die Teilnehmenden sollen ein politisches Grundverständnis entwickeln (Stufe 1: Policy Literacy). Dies wird angestrebt, indem sie sich mit Grundlagenwissen zur Pflegekammer – wie Definition, Aufgaben und Funktionen – auseinandersetzen. Besonderes Augenmerk liegt auf dem Mehrwert sowie der inhaltlichen Arbeit der Kammer (Podday: 46). Außerdem sollen die Teilnehmenden in der Lage sein, bestehende sowie aufgelöste Pflegekammern in Deutschland zu benennen.

Darüber hinaus sollen die Teilnehmenden Zusammenhänge erfassen und einordnen können (Stufe 2: Policy Acumen). Die Pflegekammer ist mit Vorbehalten seitens der Pflegenden verbunden, was häufig auf ein geringes Informationsniveau zurückzuführen ist. Diese Vorbehalte betreffen vor allem die Diskussion um die Pflichtmitgliedschaft, Pflichtbeiträge sowie die Auswirkungen der Pflegekammer auf die Pflegepraxis (Kuhn: 5; Podday: 42). Es erfolgt eine kritische Auseinandersetzung mit den Argumenten von Kammerbefürworter:innen und Kammergegner:innen. Die Teilnehmenden sollen verstehen, dass die Diskussion um die Errichtung von Pflegekammern nicht einseitig geführt werden darf und gleichzeitig die Unterdrückung der Berufsgruppe und folglich Fragen von Machtverteilung eine Rolle spielen. Dies entspricht auch dem Anspruch des Beutelsbacher Konsenses (Wehling, 2016). Insbesondere die Prinzipien des ‚Kontroversitätsgebots' und des ‚Überwältigungsverbots' finden dabei Anwendung. Die Teilnehmenden sollen dabei erkennen, dass die Pflegekammerdebatte von kontroversen Meinungen geprägt ist, sich mit diesen auseinandersetzen und unterschiedliche Perspektiven einnehmen. In diesem Zusammenhang ist vonseiten der Lehrenden sicherzustellen, dass die Debatte um die Pflegekammer nicht einseitig geführt wird. Insbesondere bei der Gegenüberstellung der Pro- und Kontraargumente sollen gezielt auch die unterschiedlichen Meinungen und Erfahrungen der Teilnehmenden einbezogen werden.

Auch die Abgrenzung der Pflegekammer gegenüber anderen berufsbezogenen Institutionen wie Gewerkschaften und Berufsverbänden wird inhaltlich aufgegriffen. Ein häufiges Missverständnis besteht darin, dass Aufgaben der Pflegekammer mit jenen von Gewerkschaften und Berufsverbänden vermischt werden. Dies kann zu unangemessenen Erwartungen an die Pflegekammer führen. Es ist daher von Bedeutung die jeweiligen Zuständigkeiten klar abzugrenzen. Nur so lässt sich vermeiden, dass Tätigkeiten außerhalb des Kammermandats – wie etwa Tarifverhandlungen – fälschlicherweise als Defizite wahrgenommen werden (Kuhn: 17) und gleichzeitig an den berufspolitischen Dreiklang zu appellieren. Denn sowohl Kammer als auch Berufsverband und Gewerkschaft haben ihre Berechtigung.

Ebenfalls auf der Ebene des Zusammenhangsverständnisses ist die Auseinandersetzung mit der Geschichte der Vereinigung der Pflegenden in Bayern (VdPB) sowie deren Vergleich mit einer echten beruflichen Selbstverwaltung einzuordnen. Dabei sollen sowohl Gemeinsamkeiten als auch Unterschiede aufgezeigt werden sowie die wesentlichen Merkmale, in denen die VdPB den Pflegekammern nachsteht. Da es sich bei der Diskussion um die Einführung einer echten Pflegekammer in Bayern auch um eine Geschichte der anhaltenden politischen Verhinderung handelt (Bossle & Hilberger-Kirlum, 2024), bietet sich an dieser Stelle eine didaktische Orientierung an der Konfliktanalyse nach Giesecke (1976) an, wie sie bereits in Abschn. 2.5.2 beschrieben wurde. Aufgrund der begrenzten Zeit des Workshops und des geringen Hintergrundwissens der Zielgruppe kann keine umfassende Konfliktanalyse erfolgen. Dennoch werden die Kriterien ‚Konflikt', ‚Geschichtlichkeit', ‚Macht' und ‚Selbstbestimmung' in diesem Zusammenhang zumindest grundlegend thematisiert. Die Teilnehmenden sollen anhand zentraler Unterscheidungsmerkmale einer echten Pflegekammer erkennen, dass die VdPB in ihrer aktuellen Form keine berufsständische Selbstverwaltung darstellt und nur über eine deutlich begrenzte Wirkmacht verfügt. Für eine Überführung dieses Wissens in sog. Aktionswissen (Giesecke, 1976) bedarf es einer dezidierten Auseinandersetzung.

Zur Einordnung der aktuellen Situation von Pflegekammern lohnt nicht nur ein Blick auf Deutschland, sondern auch auf den Stand ihrer Etablierung im Ausland (Kuhn: 31), etwa nach Großbritannien, wo die Pflegekammer auf eine lange Geschichte zurückblicken kann. Dabei sollen die Teilnehmenden verstehen, dass dort zum Teil schon seit über 100 Jahren Pflegekammern erfolgreich etabliert sind. Kuhn empfiehlt, dies im besten Fall durch eine Person dazustellen, die aus einem solchen Land stammt und von eigenen Erfahrungen berichten kann (Kuhn: 31).

Die Entwicklung der politischen Kompetenz (Stufe 3: Policy Competence) wird in einem ersten Schritt angebahnt, indem die Teilnehmenden über das Ausmaß der politischen Teilhabe ihres Berufsstandes reflektieren und erkennen, dass diese insgesamt als gering einzustufen ist. Den Pflegenden soll dabei einerseits vermittelt werden, dass sie als Ausübende eines Heilberufs Verantwortung für die Entwicklung ihres Berufs tragen (Podday: 14), und andererseits sollen sie erkennen, dass die Pflege über politische Gestaltungsmacht verfügen könnte, diese jedoch bislang kaum nutzt (Kuhn: 49). In diesem Zusammenhang setzen sie sich mit konkreten Fragen der politischen Mitbestimmung auseinander, nehmen verschiedene Perspektiven ein und entwickeln eigene Meinungen, Ideen sowie Handlungsoptionen. Diese Fragen sind: ‚Warum beteiligen wir Pflegende uns politisch kaum?' ‚Wie können wir uns politisch einbringen?' ‚Ist es überhaupt gewollt, dass die Pflege politisch aktiv wird?' ‚Was würde Sie motivieren und es Ihnen erleichtern, berufspolitisch aktiv zu werden?' ‚Wie könnte der Pflegeberuf aussehen, wenn wir berufspolitisch gut organisiert wären?' ‚Was müsste eine Pflegekammer tun, damit sie eine breite Akzeptanz erreicht?'

Schließlich wird nach Arabi et al. (2014) die politische Einflussnahme (Stufe 4: Policy Influence) als höchste Stufe des Modells angestrebt. Diese kann im Rahmen des Workshops jedoch nur begrenzt thematisiert werden. Dennoch soll den Teilnehmenden in diesem Zusammenhang verdeutlicht werden, dass eine politische Einflussnahme der Pflege derzeit kaum erfolgt. Eine Pflegekammer könnte hierbei eine Veränderung bewirken.

Aus den beschriebenen Inhalten und Zielen wird deutlich, dass das Bildungsverständnis des Workshops über die reine Vermittlung von Informationen hinausgeht und vielmehr als Schritt zur Emanzipation der Berufsgruppe verstanden werden kann. Chinn und Kramer (2022) bezeichnen dies als emanzipatorisches Wissen, das Pflegefachpersonen dazu befähigt, den politischen Rahmen ihrer beruflichen Tätigkeit kritisch zu hinterfragen und aktiv mitzugestalten – mit dem Ziel, gesellschaftliche Ungleichheiten zu überwinden (Bossle & Linseisen, 2025). Dazu ist es erforderlich, dass Pflegende ihre eigene Bedeutung im Gesundheitssystem erkennen, Vertrauen in ihre Wirksamkeit entwickeln und die notwendigen Kompetenzen erwerben, um innerhalb politischer Strukturen handlungsfähig zu werden (Tomic & Wiesner,

2013). Den Teilnehmenden soll im Workshop verdeutlicht werden, dass die Pflege als größte Berufsgruppe im Gesundheitswesen eine tragende Bedeutung hat und nicht ohnmächtig ist. Gleichzeitig muss deutlich gemacht werden, dass tiefgreifende Veränderungen Zeit benötigen und Pflegende auf diesem Weg ihre Motivation nicht verlieren dürfen (Kuhn: 49).

Dabei ist anzumerken, dass eine zweistündige Bildungsveranstaltung als erster Impuls in diese Richtung verstanden werden kann. Um berufspolitische Kompetenzen im Sinne von Reflexion und der Aktivierung anbahnen zu können, bedarf es eines spiralförmig aufgebauten, kompetenzorientierten Bildungsprogramms, das über einen längeren Zeitraum hinweg angelegt ist.

Fachdidaktisch gerahmt ist der Workshop durch ein subjektorientiertes Bildungsverständnis (Ertl-Schmuck, 2010). Die Teilnehmenden bringen eigene Erfahrungen, Einschätzungen und Vorwissen ein, die von den Multiplikator:innen bewusst aufgegriffen und in den Lernprozess integriert werden. Der Einbezug der Teilnehmenden sowie die Auseinandersetzung mit ihren individuellen Standpunkten werden von den interviewten Expertinnen als zentraler Erfolgsfaktor beschrieben (Podday: 18, 22, 48; Kuhn: 11, 19). Gerade im Hinblick auf die Pflegekammer, deren Wahrnehmung stark durch die individuellen Berufsbiografien, das jeweilige Arbeitsumfeld oder bisherige Erfahrungen geprägt ist, erscheint dieser Zugang besonders geeignet (Podday: 9). Kuhn und Podday betonen insbesondere die Bedeutung des Dialogs mit skeptischen oder unentschlossenen Teilnehmenden, um Missverständnisse aufzuklären (Kuhn: 11, 19; Podday: 18, 22, 48).

Eine detaillierte Darstellung des Seminarziels und der Lehr-Lernziele ist der Tab. 6.1 zu entnehmen.

Tab. 6.1 Eigene Darstellung der Lehr-Lernziele der Bildungsveranstaltung

Seminarziel	
Die Teilnehmenden setzen sich mit der Pflegekammer als Möglichkeit der politischen Mitbestimmung in der Pflege auseinander. Sie entwickeln ein grundlegendes Verständnis für die Aufgaben, Chancen und Herausforderungen der Pflegekammern und sonstiger beruflicher Vertretungen und bilden sich auf dieser Grundlage ihre eigene Meinung. Zudem reflektieren sie, wie sie sich als Pflegefachpersonen berufspolitisch engagieren können.	
Lehr-Lernziele	
Nr.	**kognitiver Lehr-Lernzielbereich** Die Teilnehmenden...
1	... erkennen, dass das Thema Pflegekammer kontrovers diskutiert wird.
2	... aktivieren ihr Vorwissen zum Thema Pflegekammer und nennen erste Assoziationen.
3	... erklären die Aufgaben einer Pflegekammer.

(Fortsetzung)

Tab. 6.1 (Fortsetzung)

4	... identifizieren Pro und Kontra-Argumente der Pflegekammer.
5	... argumentieren die jeweiligen Standpunkte.
6	... unterscheiden Pflegekammer, Berufsverbände und Gewerkschaften anhand ihrer Aufgaben.
7	... beschreiben die Entwicklung des bayerischen Sonderwegs der VdPB in den Grundzügen.
8	... erläutern die Gemeinsamkeiten und Unterschiede zwischen der VdPB und Pflegekammern und erklären, weshalb die VdPB keine berufsständische Selbstverwaltung darstellt.
9	... nennen die bestehenden und abgewickelten Pflegekammern in Deutschland.
10	... erkennen, dass Pflegekammersysteme in anderen Ländern bereits etabliert sind.
11	... beschreiben die Perspektive einer Pflegefachperson aus Großbritannien auf die Pflegekammer.
12	... identifizieren Gründe der geringen politischen Beteiligung und setzen sich mit den Folgen einer stärkeren politischen Beteiligung der Pflege auseinander.
13	... erarbeiten Möglichkeiten der politischen Teilhabe von Pflegefachpersonen und nennen Faktoren, die sie motivieren würden, sich aktiv zu beteiligen.
14	... identifizieren Faktoren, die zu einer höheren Akzeptanz von Pflegekammern in der Berufsgruppe führen.
15	... beschreiben die Vorteile einer stärkeren berufspolitischen Organisation.
Nr.	**methodisch-didaktischer Lehr-Lernzielbereich** Die Lernenden...
16	... kennen den Ablauf und die Zielsetzung des Workshops.
17	... verschaffen sich einen Überblick über die Ergebnisse und vergleichen die unterschiedlichen Perspektiven und Handlungsmöglichkeiten.
18	... formulieren ihre wichtigste Erkenntnis aus dem Workshop und sichern diese schriftlich.
19	... haben Kontaktdaten, an die sie sich bei Fragen nachgehend wenden können.
20	... erhalten ein One-Minute-Wonder als inhaltliche Zusammenfassung sowie die Ergebnisse der Arbeitsphase des Workshops

6.4 Darlegung und Begründung der ausgewählten Gestaltungselemente

Zu Beginn der Veranstaltung erfolgt die Begrüßung der Teilnehmenden sowie die Vorstellung der Multiplikator:innen und die Bekanntgabe des zeitlichen Ablaufs. Dabei wird am Smartboard bereits die erste PowerPoint-Folie gezeigt. Der Einstieg erfolgt über eine Videosequenz des Direktors des Caritasverbandes Regensburg Michael Weißmann, der auf die Beweggründe der Veranstaltung eingeht und die Relevanz der Thematik betont. Anschließend werden die Teilnehmenden gebeten, sich vorzustellen, sie befänden sich in einer Pausensituation im Stationszimmer und hörten ein Gespräch unter Kolleg:innen mit. Dieses Gespräch wird als Audiosequenz über die PowerPoint-Präsentation eingespielt. Die Kolleg:innen sprechen darin über das Thema Pflegekammer und vertreten unterschiedliche Positionen. Dadurch sollen die Teilnehmenden erkennen, dass die Pflegekammer kontrovers diskutiert wird und das Ziel der Veranstaltung in einer fundierten Meinungsbildung liegt.

In einem nächsten Schritt sollen sich die Teilnehmenden überlegen, welche Begriffe oder Gedanken sie mit der Pflegekammer verbinden. Diese – maximal drei – Assoziationen geben sie anschließend über ihr Smartphone via Mentimeter ein. Die Eingaben werden auf dem Smartboard als ‚Word-Cloud' visualisiert. Diese Darstellung dient den Multiplikator:innen als Überblick über vorhandenes Vorwissen, aber auch über potenzielle Fehlvorstellungen zur Pflegekammer, die im weiteren Verlauf der Veranstaltung aufgegriffen werden sollen. Die Multiplikator:innen besprechen die Ergebnisse, nutzen die ‚Word-Cloud' zur thematischen Orientierung und benennen jene Aspekte, die im Verlauf näher behandelt werden. Den Teilnehmenden soll dabei verdeutlicht werden, dass sie das Seminar aktiv mitgestalten können. Die Definition, Zielsetzung und Aufgaben der Pflegekammer werden im Anschluss durch einen kurzen Lehrpersonenvortrag vermittelt. Dieser orientiert sich an der Leitfrage: ‚Was bringt uns als Pflegefachpersonen eine Pflegekammer?'

Darauffolgend setzen sich die Teilnehmenden mit den Positionen von Kammerbefürworter:innen und -gegner:innen auseinander. Dafür greifen sie unter ihren Stuhl, wo sich ein Umschlag mit einer Pro- oder Kontraposition (Podday: 6) befindet, die sie zunächst lesen. Im Anschluss diskutieren die Teilnehmenden mit ihrem Sitznachbarn bzw. ihrer Sitznachbarin über die jeweilige Position, mit der sie sich beschäftigt haben. Dabei hat die jeweilige Nachbarperson die gegensätzliche Perspektive gelesen. Ziel ist es, dass sich die Teilnehmenden über die identifizierten Argumente austauschen.

Die gesammelten Argumente werden anschließend im Plenum besprochen. Aus dieser Diskussion können Fragen oder Unsicherheiten entstehen, die aus Sicht der Teilnehmenden als besonders relevant empfunden werden. Diesen Aspekten soll an dieser Stelle gezielt Raum gegeben werden. Gerade im Anschluss an diese Auseinandersetzung zeigt sich, welche Gedanken, Vorbehalte oder offenen Fragen die Teilnehmenden beschäftigen. Kuhn empfiehlt Multiplikator:innen in solchen Situationen mit Offenheit zu reagieren, um zu erkennen, wo Zweifel oder Bedenken bestehen und um die Teilnehmenden im Dialog abzuholen (Kuhn: 11). Abgeschlossen wird dieser Abschnitt mit einem theoretischen Input zu den Unterschieden zwischen Pflegekammern, Berufsverbänden und Gewerkschaften.

Der bayerische Weg zur VdPB sowie der aktuelle Stand der Pflegekammern in Deutschland werden im Rahmen eines theoretischen Inputs vermittelt. Den Teilnehmenden soll dabei insbesondere verdeutlicht werden, dass es sich beim Weg zur VdPB – und somit zur Vermeidung einer Pflegekammer – um eine politisch getroffene Entscheidung handelt. Zudem sollen die Teilnehmenden anhand der Merkmale in der PowerPoint-Präsentation erklären können, warum sich die VdPB deutlich von einer echten Pflegekammer unterscheidet und nur über eine eingeschränkte Wirkmacht verfügt (Bossle & Hilberger-Kirlum, 2024; Hilberger-Kirlum, 2016).

Im anschließenden methodischen Schritt wird eine Folie mit einer europäischen Landkarte gezeigt, die alle Länder mit Pflegekammern in Grün darstellt. Da davon auszugehen ist, dass auch Pflegefachpersonen anwesend sind, die ursprünglich aus anderen Ländern stammen und dortige Pflegekammersysteme kennen, wäre es wünschenswert, wenn diese ihre Erfahrungen einbringen. Sollte keine Pflegefachperson teilnehmen, die aus ihrem Land berichten kann, wird alternativ ein Video gezeigt, in dem Frau Sabine Torgler – eine britische Pflegefachperson mit deutschen Wurzeln – vom britischen Pflegekammersystem berichtet.

Anschließend kommen die Teilnehmenden im Rahmen eines ‚World Cafés' miteinander ins Gespräch. Ziel ist es, Gründe, Hemmnisse sowie mögliche Lösungsansätze zur politischen Teilhabe der Pflege zu erarbeiten. Hierfür werden sie in sechs Gruppen eingeteilt, die sich an Gruppentischen mit jeweils unterschiedlichen Fragestellungen auseinandersetzen (Christian-Albrechts-Universität. o. J.). Die entsprechenden Fragen sind der Tab. 6.2 zu entnehmen. Bei geringerer Teilnehmer:innenzahl kann die Anzahl der Tische im ‚World Café' angepasst werden. Die Fragen 1, 2 und 5 müssen jedoch in jeder Veranstaltung bearbeitet werden. Die Gruppeneinteilung erfolgt dabei mit Nummernkarten von 1–6, die sich hinter dem Stuhl der Teilnehmenden befinden und sie jeweils einem nummerierten Tisch zuweisen. Dieses Vorgehen dient der Durchmischung der Gruppen. An den Tischen haben die Gruppen jeweils 4 min Zeit, sich mit der Fragestellung auseinanderzusetzen und ihre Gedanken auf dem Brown-Paper festzuhalten. Währenddessen teilen sich die Multiplikator:innen auf und betreuen jeweils drei Tische, um bei Bedarf unterstützend einzugreifen. Nach Ablauf der 4 min geben die Multiplikator:innen ein Signal, woraufhin die Teilnehmenden zum nächsten Tisch wechseln und sich erneut 4 min lang mit der dort gestellten Frage beschäftigen. Dieser Ablauf wird so lange wiederholt, bis jede Gruppe alle Stationen einmal durchlaufen hat. Die Zeitbegrenzung auf 4 min dient dabei dem Ziel, keine vollständigen Antworten zu erarbeiten, sondern erste spontane Gedanken, Ideen oder Impulse festzuhalten.

Nachdem alle Gruppen alle Stationen durchlaufen haben, werden alle Brown-Paper an Pinnwänden aufgehängt und von den Teilnehmenden in einem ‚Gallery-Walk' betrachtet. Zwar kennen sie die Plakate und Fragestellungen bereits, doch wurden diese im Verlauf auch von anderen Gruppen ergänzt und weiterentwickelt. Ziel ist es, dass die Teilnehmenden die Ergebnisse sichten und sich darüber austauschen (Staatsinstitut für Schulqualität und Bildungsforschung, o. J.). Die Ergebnisse der Gruppenarbeitsphase werden den Pflegenden im Nachgang über eine Cloud zur Verfügung gestellt, die sie per QR-Code abrufen können.

Es folgt eine offene Fragerunde, in der die Teilnehmenden verbliebene Fragen klären können. Als didaktische Reserve wurde ein sog. One-Percenter eingeplant. Die Lehrenden moderieren diese Methode mit dem Hintergrund, dass sie das heutige Ziel bereits erreicht haben, wenn sie auch nur 1 % der Inhalte aus dem Workshop mitnehmen. Die Teilnehmenden sollen sich dabei Gedanken machen, was ihr 1 % zum heutigen Workshop ist. Ihre zentrale Erkenntnis schreiben sie über einen QR-Code in Mentimeter. Zum Abschluss der Veranstaltung erhalten die Beteiligten ein ‚One-Minute-Wonder' als kompakte Zusammenfassung der wichtigsten Seminarinhalte. Im Vordergrund stehen hierbei die Verständlichkeit und Prägnanz

(Tomic & Wiesner, 2013). Das Informationsmaterial kann beispielsweise im Stationszimmer ausgehängt werden (Kuhn: 15; Podday: 46). Zudem erhalten die Teilnehmenden eine Aufgabe zur Nachbereitung des Workshops: Sie sollen sich weiter zum Thema Pflegekammer informieren, sich eine eigene Meinung zum Thema bilden, mit Kolleg:innen über die Pflegekammer sprechen und sich überlegen, wie sie sich künftig politisch beteiligen können. Dabei können die im ‚World Café' erarbeiteten Inhalte als Anregung dienen. Um die Bedeutung der politischen Teilhabe der Pflege zu verdeutlichen, wird ein Bild der Pflege als ‚schlafende Riesin' gezeigt. Dieses soll aufzeigen, dass die Pflege mit ihren geschätzt 1,7 Mio. Beschäftigten in Deutschland ihr Potenzial bislang nicht voll ausschöpft (Statista, 2024; Vogler, 2021). Abschließend erhalten die Teilnehmenden eine E-Mail-Adresse, an die sie sich bei Fragen nach dem Seminar wenden können (Kuhn: 43, Podday: 34). Zudem wird auf die Kampagne ‚Trommeln für die Pflege' des Caritasverbandes für die Diözese Regensburg e. V. hingewiesen. Interessierte können ein Foto sowie ein persönliches Statement einsenden, wofür sie in der Pflege ‚trommeln'. Die Einsendungen werden auf der Website der Kampagne veröffentlicht.

Nach der Veranstaltung sollen die Multiplikator:innen noch für 20–30 min vor Ort bleiben und für individuelle Rückfragen zur Verfügung stehen (Kuhn: 11; Podday: 24). In diesem Rahmen kann im persönlichen Dialog nochmals besprochen werden, welche individuellen Bedenken gegenüber einer Pflegekammer bestehen und wo sich mögliche Anknüpfungspunkte für die Einzelperson ergeben (Kuhn: 11, 19; Podday: 48). Zudem ist davon auszugehen, dass manche Personen Hemmungen haben, Fragen im Plenum oder gegenüber Kolleg:innen zu äußern (Kuhn: 43). Andererseits kann es vorkommen, dass die Teilnehmenden die Thematik im Anschluss an die Veranstaltung – etwa im privaten Umfeld oder im Austausch mit Kolleg:innen – weiter reflektieren und sich dabei weitere Fragen ergeben.

6.5 Modellierung des Seminarverlaufs und der Planungszusammenhänge

Die nachfolgende Tab. 6.2 zeigt den Verlaufsplan des Seminars „Berufspolitik verstehen". Sie fasst die zuvor beschriebenen inhaltlichen und zielorientierten Konzeptionen sowie die gewählten methodischen Elemente zusammen. Neben Seminarthema, Zielgruppe, maximaler Teilnehmerzahl, Anzahl der Dozent:innen, Stundenumfang und übergeordnetem Seminarziel liefert die Tabelle einen klar strukturierten Überblick über organisatorische Aspekte, Vor- und Nachbereitung des Seminars, die zeitliche Abfolge, Inhaltselemente, methodisches Vorgehen, Sozialformen, benötigte Medien und Materialien sowie die jeweils angestrebten Lehr-Lernziele.

Tab 6.2 Eigene Darstellung des Seminarverlaufs

Seminarthema:	Berufspolitik verstehen: Politische Teilhabe und Mitbestimmung am Beispiel der Pflegekammer
Zielgruppe und Gruppengröße:	Bis zu 50 Pflegefachpersonen
Lehrende:	2 Pflegefachpersonen im Tandem
Stundenumfang:	120 min
Seminarziel:	Die Teilnehmenden setzen sich mit der Pflegekammer als Möglichkeit der politischen Mitbestimmung in der Pflege auseinander. Sie entwickeln ein grundlegendes Verständnis für die Aufgaben, Chancen und Herausforderungen der Pflegekammern sowie der VdPB und bilden auf dieser Basis ihre eigene Meinung. Zudem reflektieren sie, wie sie sich als Pflegefachpersonen berufspolitisch engagieren können.

Vorbereitung des Seminarraums

•Nummern hinter den Stühlen anbringen (1–6)

•Kuverts mit Positionen Pro und Kontra Pflegekammer (A: Pro, B: Kontra) unter den Stühlen mit Klebeband anbringen, jeweils nebeneinander A, B, A, B, A, B (gleich viele A- und B-Kuverts anbringen)

•Auf sechs Gruppentischen Brown-Paper mit Fragestellung (siehe ‚World Café') auslegen, um die Tische herum Stühle stellen (abhängig von Gruppengröße)

•Technik testen (PPP, Video, Ton, Mentimeter)

•PPP = PowerPoint-Präsentation, TN = Teilnehmer, VdPB = Vereinigung der Pflegenden in Bayern.

Zeit	Inhalt	Methodisches Vorgehen	Sozialform	Medien/Material	Lehr-Lernziel
09:00–09:05 Uhr 13:00–13:05 Uhr (5 min)	**Einstieg**	**Begrüßung** •Gemeinsames Ankommen •Begrüßung der Teilnehmenden •Vorstellen der Multiplikator:innen •Begrüßungsvideo zeigen	Plenum	•Vorbereiteter Seminarraum •PPP mit Begrüßungsfolie geöffnet •Begrüßungsvideo	Die Teilnehmenden@ kennen den Ablauf und die Zielsetzung des Workshops.

(Fortsetzung)

Tab 6.2 (Fortsetzung)

09:05–09:10 Uhr 13:05–13:10 Uhr (5 min)	**Einstieg**	**Fallsituation** *„Sie machen gerade Pause auf Ihrer Station und bekommen das folgende Gespräch mit...“* **•Audiodatei „Diskussion Pflegekammer“ abspielen** *„Sie bemerken nach diesem Gespräch, dass Sie gern mehr über das Thema Pflegekammer erfahren möchten ...“*	Plenum	•PPP •Audiodatei „Gespräch zwischen Kolleg:innen auf Station“	... erkennen, dass das Thema Pflegekammer kontrovers diskutiert wird.
09:10–09:15 Uhr 13:10–13:15 Uhr (5 min)	**Einstieg**	**Auftrag:** *„Was verbinden Sie mit einer Pflegekammer?“* **•TN scannen Mentimeter-Code und schreiben Stichworte in das Mentimeter** **•Ergebnisse zusammenfassen**	Einzelarbeit, Plenum	•PPP mit Frage und QR-Code •Mentimeter	... aktivieren ihr Vorwissen zum Thema Pflegekammer und nennen erste Assoziationen.
09:15–09:25 Uhr 13:15–13:25 Uhr (10 min)	**Definition Pflegekammer Aufgaben der Pflegekammer**	**Lehrpersonenvortrag:** •Theoretischer Input	Plenum	•PPP	... erklären die Aufgaben einer Pflegekammer.
09:25–09:40 Uhr 13:25–13:40 Uhr (15 min)	**Pflegekammern: Ein Für und Wider aus der Berufsgruppe**	**Aufgabe:** *„Sie haben schon eingangs bemerkt, dass die Pflegekammer zahlreiche Befürworter, aber auch Gegner hat. Wir werden uns nachfolgend mit beiden Perspektiven auseinandersetzen. Sie bekommen etwas zum Lesen, das sich mit einer Perspektive – also Pro oder Kontra – beschäftigt. Anschließend diskutieren Sie mit Ihrem Sitznachbarn bzw. Ihrer Sitznachbarin jeweils über die Position, mit der Sie sich auseinandergesetzt hat. Achten Sie darauf, dass er/sie die jeweils andere Perspektive hat. Sie finden Ihren Text in einem Kuvert unter Ihrem Stuhl.“*	Einzelarbeit/ Partnerarbeit	•Kuverts mit Pro- bzw. Kontrapositionen zur Pflegekammer	... identifizieren Pro- und Kontra-Argumente der Pflegekammer. ... argumentieren die jeweiligen Standpunkte.

(Fortsetzung)

Tab 6.2 (Fortsetzung)

09:40–09:45 Uhr 13:40–13:45 Uhr (5 min)	**Pflegekammern: Ein Für und Wider aus der Berufsgruppe**	**Unterrichtsgespräch** •Nachbesprechen der Ergebnisse	Plenum	•PPP	... sichern die Ergebnisse der Lernaufgabe.
09:45–09:50 Uhr 14:45–14:50 Uhr (5 min)	**Abgrenzung zu Berufsverbänden und Gewerkschaften**	**Lehrpersonenvortrag** •Aufgaben Gewerkschaft und Berufsverband •Thematisieren, dass häufig die Kritik an Pflegekammern ist, dass sie Aufgaben nicht übernehmen, die eigentlich Gewerkschaft und Berufsverband zuzuordnen sind	Plenum	•PPP	... unterscheiden Pflegekammer, Berufsverbände und Gewerkschaften anhand ihrer Aufgaben.
09:50–09:55 Uhr 13:50–13:55 Uhr (5 min)	**VdPB vs. Pflegekammer**	**Lehrpersonenvortrag** •Der Weg in Bayern zur VdPB •VdPB vs. Pflegekammer: Was unterscheidet sie?	Plenum	•PPP	... beschreiben die Entwicklung des bayerischen Sonderwegs der VdPB in den Grundzügen. ... erläutern die Gemeinsamkeiten und Unterschiede zwischen der VdPB und Pflegekammern und erklären, weshalb die VdPB keine berufsständische Selbstverwaltung darstellt.

(Fortsetzung)

Tab 6.2 (Fortsetzung)

09:55–10:00 Uhr 13:55–14:00 Uhr (5 min)	**Pflegekammern in Deutschland**	**Lehrpersonenvortrag** •Stand der Pflegekammern in Deutschland •Erläuterung der Hintergründe in den Fällen abgewickelter Kammern	Plenum	•PPP	... nennen die bestehenden und abgewickelten Pflegekammern in Deutschland.
10:00–10:05 Uhr 14:00–14:05 Uhr (5 min)	**Pflegekammern im Ausland**	**Unterrichtsgespräch:** *„Wir möchten einen kurzen Blick ins Ausland werfen. Denn in vielen Ländern gibt es bereits seit Jahrzehnten Pflegekammern. Gibt es jemanden unter Ihnen, der ein bestehendes Pflegekammersystem aus seiner Heimat bereits kennt?“* **•Falls vorhanden: Teilnehmende(n) berichten lassen** *„In Großbritannien beispielsweise existiert bereits seit 1919 ein bestehendes Pflegekammersystem. Frau Sabine Torgler ist Deutsche, lebt aber seit vielen Jahren in Großbritannien. Sie hat uns eine kurze Videobotschaft geschickt.“* **•Videobotschaft ansehen**	Plenum	•PPP •Videobotschaft Sabine Torgler.	... erkennen, dass Pflegekammersysteme in anderen Ländern bereits etabliert sind. ... beschreiben die Perspektive einer Pflegefachperson aus Großbritannien auf die Pflegekammer.

(Fortsetzung)

Tab 6.2 (Fortsetzung)

10:05–10:35 Uhr 14:05–14:35 Uhr (30 min)	**Politische Teilhabe**	**Erarbeitung: ‚World Café'** *Tisch 1:* Nennen Sie Gründe für die geringe politische Beteiligung der Berufsgruppe Pflege. *Tisch 2:* Nennen Sie Möglichkeiten, wie Sie sich als Pflegefachperson aktiv beteiligen können. *Tisch 3:* „Pflege ist unpolitisch – und das ist auch gut so." *Tisch 4:* Was müsste eine Pflegekammer tun, um eine breite Akzeptanz in der Berufsgruppe zu erreichen? *Tisch 5:* Was würde Sie persönlich dazu motivieren, sich berufspolitisch zu engagieren? Was würde es Ihnen leichter machen, sich aktiv einzubringen? *Tisch 6:* Wie sieht der Pflegeberuf in 15 Jahren aus – wenn alle Pflegefachpersonen heute beginnen, sich in Berufsverband, Gewerkschaft und Pflegekammer berufspolitisch zu engagieren? **•pro Tisch 4 min** **•Kommando der Multiplikator:innen zum nächsten Tisch zu wechseln** **• 1 zu 2, 2 zu 3, ..., 6 zu 1** **•Die Multiplikator:innen teilen sich auf und betreuen jeweils drei Tische** **•Teilnehmende am letzten Plakat bitten, dieses an Pinnwände zu pinnen**	Kleingruppenarbeit	•Nummern an den Stühlen •Brown-Paper •Stifte an jeder Station •Pinnwände •Pinnadeln	... identifizieren Gründe der geringen politischen Beteiligung und setzen sich mit den Folgen einer stärkeren politischen Beteiligung der Pflege auseinander. ... erarbeiten Möglichkeiten der politischen Teilhabe von Pflegefachpersonen und nennen Faktoren, die sie motivieren würden, sich aktiv zu beteiligen. ... identifizieren Faktoren, die zu einer höheren Akzeptanz von Pflegekammern in der Berufsgruppe führen. ... beschreiben die Vorteile einer stärkeren berufspolitischen Organisation.

(Fortsetzung)

Tab 6.2 (Fortsetzung)

10:35–10:50 Uhr 14:35–14:50 Uhr (15 min)	**Politische Teilhabe**	**Sicherung: ‚World Café'** •‚Gallery-Walk' •TN informieren, dass sie die Ergebnisse nach der Veranstaltung bekommen	Plenum	•Pinnwand •Pinnnadeln •Brown-Paper der jeweiligen Station	... verschaffen sich einen Überblick über die Ergebnisse und vergleichen die unterschiedlichen Perspektiven und Handlungsmöglichkeiten.
10:50–10:55 Uhr 14:50–14:55 Uhr (5 min)	**Zeit für Fragen**	**Fragerunde:** Wir kommen langsam zum Ende der Veranstaltung und haben jetzt noch Zeit für Fragen, die bei Ihnen offen geblieben sind: •Wo stehen Sie gerade? •Was möchten Sie unbedingt noch erfahren? •Was ist ihnen unklar?	Plenum	•PPP	... stellen noch offen gebliebene Fragen zur Thematik.
10:55–11:00 Uhr 14:55–15:00 Uhr (5 min)	**Abschluss**	**Abschluss:** •Kontakt für Fragen geben •Aufruf für Multiplikator:innen •‚One-Minute-Wonder' austeilen •Nachbereitungsaufgabe erläutern	Plenum	•PPP •‚One-Minute-Wonder' •Kontakt für nachgehende Fragen	... haben Kontaktdaten, an die sie sich bei Fragen nachgehend wenden können. ... erhalten ein ‚One-Minute-Wonder' als inhaltliche Zusammenfassung sowie die Ergebnisse der Arbeitsphase des Workshops.

Nachbereitungsaufgabe für die Teilnehmenden
Auftrag: Wir freuen uns, dass Sie an unserem Workshop teilgenommen haben. Es hat uns Spaß gemacht, mit Ihnen zu arbeiten!
Damit wir die Pflegeprofession weiterbringen können, brauchen wir jede und jeden Einzelne(n) von Ihnen!
Daher haben wir folgende Bitte an Sie:
1. **Informieren** Sie sich zum Thema Pflegekammer (Achtung: Bleiben Sie kritisch und vertrauen Sie nicht auf Einzelmeinungen)
2. **Bilden** Sie sich eine Meinung zum Thema Pflegekammer und was diese für die Pflege mit sich bringt
3. **Sprechen** Sie mit Ihren Kolleginnen und Kollegen darüber
4. **Machen** Sie mit! Derzeit existiert keine Pflegekammer in Bayern. Dennoch gibt es Möglichkeiten, sich als Pflegefachperson politisch zu beteiligen. Mehrere dieser Möglichkeiten haben wir heute thematisiert
5. Die Pflege in Deutschland ist mit Ihren 1,7 Mio. Pflegepersonen eine „schlafende Riesin". Gemeinsam als Berufsgruppe sind wir stark, lassen Sie uns das Potenzial der Berufsgruppe wecken!

Literatur

Arabi, A., Rafii. vgl., F., Cheraghi, M. A., & Ghiyasvandian, S. (2014). Nurses' policy influence: A concept analysis. *Iranian Journal of Nursing and Midwifery Research, 19*(3), 315–322.

Bossle, M., & Hilberger-Kirlum, P. (2024). Störfall Pflegekammer. Bildungspolitische Reflexion zur systematischen Verhinderung von Pflegekammern in Deutschland. Gesundheits- und Sozialpolitik, 78(3), 21–29. https://doi.org/10.5771/1611-5821-2024-3

Vogler, C. (2021). Pflegerat für mehr Kooperation im Gesundheitssystem. Deutsches Ärzteblatt. 7. Oktober 2021. https://www.aerzteblatt.de/news/pflegerat-fuer-mehr-kooperation-im-gesundheitssystem-2c6e87de-aa25-4599-ad58-00ee27350224 Zugegriffen: 15.03.2025

Christian-Albrechts-Universität. (o. J.). World Café. Methoden. https://einfachgutelehre.uni-kiel.de/methoden/world-cafe Zugegriffen: 01.03.2025

Ertl-Schmuck, R. (2010). Subjektorientierte Pflegedidaktik. In I. R. Ertl-Schmuck & F. Fichtmüller (Hrsg.), *Theorien und Modelle der Pflegedidaktik: Eine Einführung* (S. 55–90). Juventa, Weinheim.

Giesecke, H. (1976). Didaktik der politischen Bildung (10. Aufl.). Juventa, München.

Hilberger-Kirlum, P. (2016). A promise of nursing power?! *PADUA, 11*(5), 309–314. https://doi.org/https://doi.org/10.1024/1861-6186/a000337

Hirt, J., Münch, M., Sticht, S., Fischer, U., Strobl, R., & Reuschenbach, B. (2016). Politische Partizipation von Pflegefachkräften (PolPaP) – Ergebnisse einer Online-Erhebung. *Pflege & Gesellschaft, 21*(4), 346–361.

Bossle, M., & Linseisen, E. (2025). Emanzipatorisches Wissen in der Pflegebildung. Ein Wissensmuster als Wegbereiter für Disziplinarität. *PADUA*, 20(2), 63–67.

Chinn, P. L., & Kramer, M. K. (2022). PflegeWissen und Wissensentwicklung: Theoretische Grundlagen und Vorgehen (deutschsprachige Ausgabe: M. Bossle & E. Linseisen, Hrsg.). Elsevier, München.

Tomic, P., & Wiesner, C. (2013). Politik in der Pflege. *Dr. med. Mabuse, 9/10*(205), 56–58.

Staatsinstitut für Schulqualität und Bildungsforschung. (o. J.). Gallery-Walk. Politische Bildung und Bildung für nachhaltige Entwicklung an bayerischen Schulen. https://www.politischebildung.schule.bayern.de/fileadmin/user_upload/Demokratielernen/Methoden/Gallery_Walk.pdf Zugegriffen: 01.03.2025

Statista. (2024). Anzahl der Pflegekräfte in Deutschland. Statista. https://de.statista.com/statistik/daten/studie/1328743/umfrage/anzahl-der-sozialversicherungspflichtig-beschaeftigten-pflegekraefte/ Zugegriffen: 15.03.2025

Vandenhouten, C. L., Malakar, C. L., Kubsch, S., Block, D. E., & Gallagher-Lepak, S. (2011). Political participation of registered nurses. *Policy, Politics & Nursing Practice, 12*(3), 159–167. https://doi.org/10.1177/1527154411425189

Wehling, H. G. (2016). Konsens à la Beutelsbach? Nachlese zu einem Expertengespräch. Textdokumentation aus dem Jahr 1977. In B. Widmaier & P. Zorn (Hrsg.), Brauchen wir den Beutelsbacher Konsens? Eine Debatte der politischen Bildung. Bundeszentrale für politische Bildung, Bonn.

7 Pädagogische Handreichung und didaktischer Kommentar für Multiplikator:innen

Inhaltsverzeichnis

Die konzipierte Bildungsveranstaltung kommt in einer Fortbildungsreihe des Caritasverbandes Regensburg zum Einsatz. Damit alle Fortbildungstermine personell entsprechend den Empfehlungen aus den Expertinneninterviews (Kuhn: 7) zu zweit abgedeckt werden können, ist es notwendig, weitere Referent:innen als Multiplikator:innen einzusetzen. Um eine einheitliche Qualität und Vorgehensweise zu sichern, ist eine gute Einführung für die Referent:innen unverzichtbar. Im Folgenden wird daher eine pädagogische Handreichung entwickelt, welche sie (neben einer Schulung) bestmöglich auf die hohen fachlichen und kommunikativen Herausforderungen des Seminars vorbereiten soll.[1]

Die Inhalte der Handreichung wurden nach sorgfältiger Betrachtung der Veranstaltung aus der Anwender:innenperspektive gewählt. Zunächst werden Zielsetzung und Zielgruppe beschrieben sowie die didaktischen Denkhintergründe des Seminars erläutert. Dazu wurde die fachdidaktische Auseinandersetzung dieser Arbeit in ein ‚Pflegedidaktisches Modell der politischen Bildung' überführt, welches die zugrunde liegenden Überlegungen und Zusammenhänge sichtbar macht. Die detaillierte Erklärung des Modells (Abb. 7.1) erfolgt im nächsten Abschnitt. Nach dem didaktischen Kommentar erfolgt in der Handreichung eine Rollenbeschreibung der Multiplikator:innen, diese enthält neben persönlichen Anforderungen auch eine Beschreibung des Onboarding-Prozederes. Bevor neue Multiplikator:innen eine Veranstaltung selbstständig durchführen, wird ihnen zunächst eine Auswahl an Literatur zur Lektüre empfohlen, um fachliche Sicherheit mit der Kernthematik Pflegekammer zu erlangen. Anschließend erfolgt die Teilnahme an einer

[1] Die Handreichung ist auf Anfrage erhältlich und kann über Herrn Professor Bossle per E-Mail angefordert werden michael.bossle@th-deg.de

H. Igl et al., *Politische Partizipation in der Pflege*,
https://doi.org/10.1007/978-3-662-73507-7_7

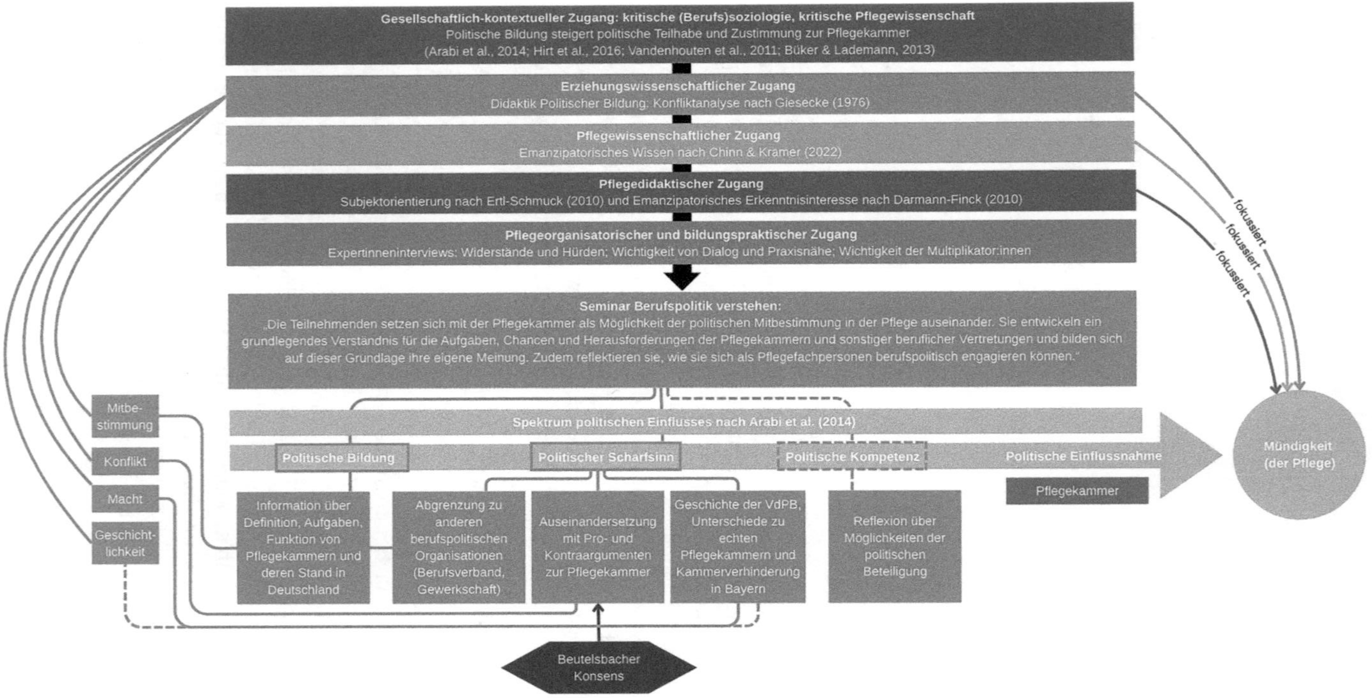

Abb. 7.1 Grundstruktur eines ‚Pflegedidaktischen Modells der politischen Bildung' am Beispiel des Seminars ‚Berufspolitik verstehen' (eigene Darstellung)

Multiplikator:innenschulung und eine Hospitation bei einem Seminar ‚Berufspolitik verstehen'. Der erste aktive Einsatz als Multiplikator:in erfolgt dann gemeinsam mit einer erfahrenen Person. Da beide Expertinnen von teils kontroversen Diskussionen in den Veranstaltungen berichten (Kuhn: 9, 47; Podday: 18) und Kuhn empfiehlt, bei Bedarf deeskalierende Strategien in der Hinterhand zu haben (Kuhn: 27), enthält die Handreichung außerdem einige Kommunikationstipps für den Umgang mit kontroversen Positionen der Teilnehmenden. Die richtige Kommunikation ist von zentraler Bedeutung, da der Dialog als entscheidender Erfolgsfaktor der Veranstaltungen beschrieben wird (Kuhn: 11, 19, 47; Podday: 18, 22, 48). Sowohl der Seminarverlauf als auch eine ausführliche Erläuterung der Seminarinhalte- und -methoden mittels PowerPoint-Präsentation sind ebenso in der Handreichung verschriftlicht. Abschließend sind Checklisten für die Vorbereitung des Seminars und Bedienungsanleitungen für die in der Veranstaltung benötigten, digitalen Tools (Mentimeter und Nextcloud) enthalten. Die Expertinnen Frau Kuhn (Expertin 1) und Frau Podday (Expertin 2) werden in der Handreichung als E1 und E2 abgekürzt.

Da bisher noch keine Didaktik der berufspolitischen Bildung in der Pflege existiert, wurden für diese Arbeit verschiedene didaktische Konzepte recherchiert und einbezogen. Das hier entwickelte ‚Pflegedidaktische Modell der politischen Bildung' soll das Verständnis der didaktischen Zusammenhänge und Denkhintergründe erleichtern.

Der übergeordnete, gesellschaftlich-kontextuelle Zugang ergibt sich aus der kritischen Berufssoziologie bzw. der kritischen Pflegewissenschaft: Das gesamte Modell sowie das Seminar bauen auf der grundlegenden Annahme auf, dass berufspolitische Bildung die politische Teilhabe von Pflegefachpersonen sowie ihre Zustimmung zur Pflegekammer steigert. Dies wird durch die Literatur mehrfach bestätigt (Arabi et al., 2014; Hirt et al., 2016; Vandenhouten et al., 2011; Büker & Lademann, 2013). Insbesondere Arabi et al. (2014) identifizieren politische Bildung als entscheidenden Vorläufer, der gegeben sein muss, um politische Einflussnahme erlangen zu können. Die Einordnung des Seminars auf dem Spektrum von Arabi et al. (2014) folgt am Ende dieses Kapitels.

Erziehungswissenschaftlich erfolgt der Zugang über die Didaktik politischer Bildung, konkret über die Konfliktanalyse nach Giesecke (1976). Seine Didaktik zielt darauf ab, von politischem Bewusstsein hin zu Aktionswissen, also der konkreten Anwendung zu kommen. Um dieses Ziel zu erreichen und politische Konflikte im ersten Schritt verstehen zu können, empfiehlt er eine systematische Analyse des Konflikts anhand geeigneter Kategorien. Bossle und Hilberger-Kirlum (2025) analysierten die Verhinderungsgeschichte der Pflegekammer in Bayern anhand der Kategorien Konflikt, Geschichtlichkeit, Macht und Mitbestimmung (eine ausführliche Darlegung erfolgte bereits in Abschn. 2.5.2). Diese vier Ansatzpunkte flossen auch in die Konzeption der Bildungsveranstaltung und die Wahl der Inhalte ein, auch wenn keine ausführliche Konfliktanalyse innerhalb des Seminars erfolgt. So wird der Konflikt selbst thematisiert, indem häufige Pro- und Kontrapositionen zur Pflegekammer diskutiert werden. Geschichtlich wird zumindest die Historie der Pflegekammerverhinderung in Bayern skizziert, relevante Anknüpfungspunkte in der älteren Geschichte können aufgrund des zeitlichen Rahmens nicht aufgegriffen werden. Die Machtverhältnisse (und wie diese sich verschieben könnten) werden im Zuge der Erläuterungen zur Vereinigung der Pflegenden in Bayern (VdPB) aufgegriffen, zum Teil auch an anderer Stelle im Seminar. Die Kategorie Mitbestimmung zieht sich durch einen Großteil der Veranstaltung, insbesondere die Erläuterung der Möglichkeiten, welche Pflegekammer, Berufsverband und Gewerkschaft für die Berufsgruppe böten, knüpfen daran an.

Pflegewissenschaftlich wird auf das Verständnis von Chinn und Kramer (2022) zurückgegriffen, welche fünf Bereiche der Wissensbildung für eine professionelle Pflege kategorisieren. Das Seminar strebt insbesondere an, emanzipatorische Wissensmuster der teilnehmenden Pflegefachpersonen zu stärken. Durch die kritische Reflexion des gesellschaftlichen sowie politischen Kontextes ihrer Arbeit werden sie in die Lage versetzt, soziale und berufspolitische Ungerechtigkeiten zu identifizieren. Dies eröffnet ihnen wiederum die Möglichkeit, aktiv zu werden, um diese Ungerechtigkeiten auch zu verändern und somit die Bedingungen ihrer Arbeit und die der Menschen mit Pflegebedarf zu verbessern.

Pflegedidaktisch gibt es zwei Konzepte, die sich in der Konstruktion des Seminars widerspiegeln. Sowohl Ertl-Schmuck (2010) als auch Darmann-Finck (2010) zielen mit ihrer Pflegedidaktik darauf ab, dass Pflegende Machtverhältnisse, die Individuen auf Objekte zu reduzieren versuchen, durchschauen können. Die subjektorientierte Didaktik nach Ertl-Schmuck (2010) liefert wichtige Anknüpfungspunkte für die berufspolitische Bildung. Pflegende sind demnach Subjekte mit individuellen Vorstellungen, Erfahrungen, Emotionen und Lebenswelten, welche unweigerlich auch das eigene berufliche Selbstverständnis prägen. In der subjektorientierten Didaktik spielt deshalb die Reflexion des Selbst, des Gegenübers, aber auch der Kontextbedingungen eine entscheidende Rolle, um Unbewusstes bewusst machen zu können. So zielt sie u. a. darauf ab, durch die kritische Reflexion von Selbst- und Fremdbestimmung sowie Macht- und Herrschaftsverhältnissen diverse Spannungsfelder offenzulegen. Dies ermöglicht erst die Entwicklung des Subjekts und dient als Grundlage, um Handlungsmöglichkeiten zu eruieren. Das Unterworfensein lässt sich nach Ertl-Schmuck (2023) durch eine kritisch-analytische Perspektive offenlegen, was es wiederum erst möglich macht, Optionen der Einflussnahme auf die Berufswelt zu erkennen und zu ergreifen. Auch Darmann-Finck (2010) identifiziert im Rahmen einer heuristischen Matrix u. a. das Aufdecken gesellschaftlicher Widersprüche im Gesundheitswesen als relevante Kategorie für die Bildung von beruflich Pflegenden. Sie ordnet sie dabei dem emanzipatorischen Erkenntnisinteresse zu. Dort geht es insbesondere um die kritische Reflexion diverser Widersprüche und die Analyse von Machtstrukturen. Dies erlaubt Pflegenden, sich als Akteur:innen in einem größeren und politischen Kontext zu sehen, was wiederum die Voraussetzung für eine aktive Mitgestaltung ist. Unterricht an sich versteht sie dabei als dialogischen Aushandlungsprozess, in dem Lehrende unterstützend auf das eigenständige Denken der Lernenden hinwirken. Beide Konzepte spiegeln sich im Seminar ‚Berufspolitik verstehen' wider. Die kritische Reflexion und das Aufdecken von Widersprüchen ziehen sich durch die gesamte Veranstaltung. Die Lehrenden begegnen den Teilnehmenden dabei auf Augenhöhe und ermutigen sie, sich in den Diskurs einzubringen. Sie laden dazu ein, sich selbst, aber auch die Kontextbedingungen und Interessensgruppen rund um das Thema Pflege und Pflegekammer kritisch zu hinterfragen.

Die beiden geführten Expertinneninterviews bieten zusätzlich einen pflegeorganisatorischen und bildungspraktischen Zugang, der von der Literatur bislang nicht beschrieben wurde. Die Erkenntnisse aus den Interviews flossen maßgeblich in die Konzeption der Veranstaltung ein, insbesondere wurde darauf geachtet, Darstellungen praxisnah zu erklären und mit den Teilnehmenden ins Gespräch zu kommen, um Interaktion und Dialog zu fördern. Die zu erwartenden Widerstände und die gleichzeitige Wichtigkeit der Multiplikator:innen sind ausschlaggebend dafür, dass der Onboarding-Prozess der Multiplikator:innen so sorgfältig geplant wird.

Der bei politischer Bildung zu berücksichtigende Beutelsbacher Konsens wurde ebenfalls in die Veranstaltung einbezogen, insbesondere spiegelt er sich in der Berücksichtigung des Kontroversitätsgebots. So wird die Pflegekammer in der Pflegebranche kontrovers diskutiert, dies wird auch in der Veranstaltung gespiegelt. Dazu dient bereits der Unterrichtseinstieg mit der Audioaufnahme und der ‚Word-Cloud'. Die Diskussion der Pro- und Kontrapositionen geht hierbei in die Tiefe.

Die Inhalte und Ziele der Veranstaltung wurden letztendlich am Konzept politischer Einflussnahme von Arabi et al. (2014) orientiert. In ihrer Konzeptanalyse politischen Einflusses durch Pflegende entwickelten Arabi et al. (2014) auch ein Spektrum bzw. Kontinuum, welches die Entwicklung hin zu echtem Einfluss abbildet. In Phase eins (Policy Literacy – politisches Grundwissen) entwickeln Pflegende ein Bewusstsein dafür, dass Politik einen direkten Einfluss auf ihre Praxis hat, und erkennen deren Relevanz für den Beruf. Grundlegende politische Prozesse sind dabei bekannt. In Phase zwei (Policy Acumen – politischer Scharfsinn) erlangen sie ein tieferes Verständnis politischer Prozesse und können damit verbundene Interessengruppen und Machtstrukturen kritisch hinterfragen. Hier verstehen Pflegefachpersonen nicht nur, dass Politik relevant ist, sondern darüber hinaus konkret, warum und wie bestimmte Prozesse ablaufen. In Phase drei (Policy Competence – politische Kompetenz) beginnen sie sich aktiv in politische Prozesse einzubringen, dies ist sowohl auf der Ebene der Institution als auch auf höheren Ebenen möglich. Hier handelt es sich beispielsweise um solche Pflegefachpersonen, die Kontakt zu Politiker:innen aufnehmen, Petitionen unterschreiben, bei Mitarbeitendenvertretungen mitwirken oder Ähnliches. In Phase vier (Policy Influence – politischer Einfluss) findet dann erst die unmittelbare Einflussnahme auf politische Prozesse statt. Hier handelt es sich um Pflegende, die selbst in der Politik tätig sind, beraten oder in Gremien aktiv auf Entscheidungen zur Gesundheitspolitik oder Gesetzgebungen einwirken. Die Pflegekammer ist in Deutschland die Körperschaft, die auf dieser Ebene am ehesten Einfluss nehmen kann. Keine andere in Deutschland existierende Organisationsform würde so eng in politische Prozesse eingebunden werden und hätte die personelle Macht, eine starke Lobbyvertretung zu übernehmen. Im Seminar werden mehrere Ebenen angesprochen, da die Zielgruppe heterogen ist und es durchaus denkbar ist, dass die Teilnehmenden sich in unterschiedlichen Phasen der Informiertheit befinden. Grundsätzlich wurde es aber so konzipiert, dass insbesondere auch Pflegefachpersonen in Phase eins davon profitieren. Die Information über die Pflegekammern, ihre Aufgaben und den Stand in Deutschland wird Phase eins, dem politischen Grundwissen, zugeordnet. Diese Informationen brauchen die Teilnehmenden, um die Relevanz des Themas und Politik im Allgemeinen verstehen zu können. Die Abgrenzung zu anderen Berufsorganisationen, die Auseinandersetzung mit Pro- und Kontrapositionen sowie mit der Geschichte der VdPB erlaubt den Teilnehmenden, in Phase zwei in den politischen Scharfsinn überzugehen und/oder diesen zu schärfen. Selbstverständlich kann in diesem Seminar keine vollumfängliche Transformation hin zu politischem Scharfsinn in all seinen Facetten erfolgen, dieser kann aber zum Thema Pflegekammer gefördert werden. Um die Teilnehmenden auch nach der Veranstaltung zu einer weiteren Vertiefung ihres Wissens anzuregen, erhalten sie ein Handout mit verschiedenen Informationskanälen zu berufspolitischen Themen. Phase drei, die politische Kompetenz, kann ebenfalls nur angestoßen werden. Dies erfolgt im Seminar über das gemeinsame Sammeln von niederschwelligen Möglichkeiten politischer Beteiligung. Phase vier, die politische Einflussnahme, würde final durch die Erfahrung von Selbstwirksamkeit im Hinblick der Etablierung einer Pflegekammer in Bayern erreicht werden. Hier sehen beruflich Pflegende, dass ihr Engagement und ihre Partizipation tatsächlich von Erfolg gekrönt werden können.

Insgesamt wird aus den Schilderungen deutlich, dass die einbezogenen Konzepte ein gemeinsames Ziel haben – sie alle zielen auf Mündigkeit ab. Im Kleinen spiegelt sich dies im Seminar insofern, dass die Teilnehmenden auf Augenhöhe aktiv zur eigenen Meinungsbildung angeregt werden und sie nötige Informationen erhalten, um eine eigene Position zu entwickeln und Stellung zu beziehen. Im größeren Kontext zielt die Bildungsveranstaltung wie eingangs beschrieben darauf ab, dass die enthaltenen Informationen und Perspektiven dazu beitragen, dass Teilnehmende die Notwendigkeit einer Pflegekammer erkennen und/oder befähigt und motiviert werden, sich entsprechend ihrer Ressourcen politisch einzubringen.

Literatur

Arabi, A., Rafii, F., Cheraghi, M. A., & Ghiyasvandian, S. (2014). Nurses' policy influence: A concept analysis. *Iranian Journal of Nursing and Midwifery Research, 19*(3), 315–322.

Bossle, M., & Hilberger-Kirlum, P. (2025). Störfall Pflegekammer. Bildungspolitische Reflexion zur systematischen Verhinderung von Pflegekammern in Deutschland. *Gesundheits- und Sozialpolitik, 78*(3), 21–29. https://doi.org/10.5771/1611-5821-2024-3. Zugegriffen: 03.02.2025.

Büker, C., & Lademann, J. (2013). *Befragung der beruflich Pflegenden zur Einrichtung einer Pflegekammer in Bayern: Abschlussbericht.* Hochschule München.

Chinn, P. L., & Kramer, M. K. (2022). PflegeWissen und Wissensentwicklung: Theoretische Grundlagen und Vorgehen (deutschsprachige Ausgabe: M. Bossle & E. Linseisen, Hrsg.). Elsevier, München.

Darmann-Finck, I. (2010). *Interaktion im Pflegeunterricht: Begründungslinien der interaktionistischen Pflegedidaktik.* Peter Lang, Berlin.

Ertl-Schmuck, R. (2010). Subjektorientierte Pflegedidaktik. In I. R. Ertl-Schmuck & F. Fichtmüller (Hrsg.), *Theorien und Modelle der Pflegedidaktik: Eine Einführung* (S. 55–90). Juventa, Weinheim.

Ertl-Schmuck, R. (2023). Subjektorientierte Didaktik in den Gesundheitsfachberufen. In I. Darmann-Finck & K. H. Sahmel (Hrsg.), *Pädagogik im Gesundheitswesen* (S. 247–259). Springer, Berlin, Heidelberg.

Giesecke, H. (1976). Didaktik der politischen Bildung (10. Aufl.). Juventa, München.

Hirt, J., Münch, M., Sticht, S., Fischer, U., Strobl, R., & Reuschenbach, B. (2016). Politische Partizipation von Pflegefachkräften (PolPaP) – Ergebnisse einer Online-Erhebung. *Pflege & Gesellschaft, 21*(4), 346–361.

Vandenhouten, C. L., Malakar, C. L., Kubsch, S., Block, D. E., & Gallagher-Lepak, S. (2011). Political participation of registered nurses. *Policy, Politics & Nursing Practice, 12*(3), 159–167. https://doi.org/10.1177/1527154411425189. Zugegriffen: 16.01.2025.

Diskussion

8

Inhaltsverzeichnis

Die vorliegende Arbeit hatte sich zum Ziel gesetzt, ein Bildungsangebot zu entwickeln, das das politische Bewusstsein von Pflegefachpersonen schärft sowie exemplarisch die Notwendigkeit einer Pflegekammer in Bayern thematisiert. In der Fachliteratur finden sich vielfältige Hinweise auf mögliche Ursachen für die nachweislich geringe politische Partizipation von Pflegefachpersonen. Ein wesentlicher Beleg, der sich dabei wiederholt zeigt, ist der Mangel an berufspolitischer Bildung.

Auf Grundlage dieser Erkenntnisse sowie der vertiefenden Einblicke aus den Expertinneninterviews wurde ein interaktives Seminar konzipiert. Es vermittelt nicht nur grundlegende Informationen zur Pflegekammer sowie zum Sonderweg der Vereinigung der Pflegenden in Bayern (VdPB). Es eröffnet auch Raum zur Reflexion über die politische Inaktivität von Pflegefachpersonen sowie über mögliche Handlungsoptionen. Nachstehend erfolgt die Einordnung der Ergebnisse in den theoretischen Rahmen und eine kritische Reflexion von Methodik, Konzeption und potenziellen Implikationen für die Praxis.

Die Identifikation (berufs-)politischer Bildung als entscheidender Faktor für politische Partizipation findet sich international wieder (Arabi et al., 2014; Vandenhouten et al., 2011). Auch national wurde ein Zusammenhang zwischen Bildungsgrad und politischer Teilhabe festgestellt (Hirt et al., 2016). Gleichzeitig kann in Deutschland von einem derzeit bestehenden Bildungsdefizit zu berufspolitischen Inhalten ausgegangen werden, das sich durch verschiedene Qualifikationsebenen zieht (DBfK & BLGS, 2024). Die Einsichten aus den Expertinneninterviews unterstreichen diese Zusammenhänge (Kuhn: 17; Podday: 16) und ergänzen wichtige Erfahrungswerte zu konkreten Umsetzungsmöglichkeiten von Bildungsveranstaltungen. Die Empfehlungen der Expertinnen flossen in die Konzeption der Bildungsveranstaltung maßgeblich ein.

H. Igl et al., *Politische Partizipation in der Pflege*,
https://doi.org/10.1007/978-3-662-73507-7_8

Die Interviews ergaben mehrere zentrale Befunde, die teilweise an den theoretischen Hintergrund anschließen. So sollten berufspolitische Bildungsmaßnahmen Pflegefachpersonen u. a. ein Verständnis für den (gesundheits-)politischen und gesellschaftlichen Kontext vermitteln, um die eigene Rolle des Berufs darin bewusst machen zu können (Podday: 14, 16). Ohne eine Reflexion des eigenen Selbstverständnisses sowie historischer Zusammenhänge ist eine Überwindung der Resignation und gefühlten Machtlosigkeit nicht möglich (Tomic & Wiesner, 2013). Insbesondere geschichtliche Einflüsse wie die religiöse Prägung, Fremdbestimmung und die anhaltende Konnotation des Berufs mit dem weiblichen Geschlecht stehen der Entwicklung eines emanzipatorischen beruflichen Selbstverständnisses im Weg (Kellner, 2011).

Aus den Interviews ging außerdem hervor, dass ein alleiniger Vortragscharakter für die Veranstaltung unpassend wäre und nicht zum angestrebten Seminarziel führen würde. Um ein Umdenken der Teilnehmenden anzustoßen, wurden stattdessen interaktive und dialogische Methoden empfohlen, da der Austausch als maßgeblicher Erfolgsfaktor der Veranstaltung bewertet wurde (Kuhn: 11, 19; Podday: 18, 22, 48). Aus diesem Grund wurde auch eine eher kleine Gruppengröße (Kuhn: 41) sowie eine Kontaktmöglichkeit für den Nachgang der Veranstaltung empfohlen (Kuhn: 43, Podday: 34). Um Teilnehmende innerhalb der Veranstaltung erreichen zu können, ist es zudem von Bedeutung, sie auf ihrem individuellen Standpunkt abzuholen und an ihre Lebensrealität anzuknüpfen (Kuhn: 11, 19; Podday: 18, 22, 48).

Darüber hinaus führen Falschinformationen und eine teilweise emotionale Aufladung des Themas Pflegekammer dazu, dass manche Teilnehmenden mit Ablehnung oder Misstrauen reagieren (Kuhn: 9, 25, 47; Podday: 18). Dies erfordert von den Dozierenden ein hohes Maß an Kommunikationskompetenz, Frustrationstoleranz (Kuhn: 27), Differenzierungsfähigkeit und didaktischer Sensibilität. Dozierende sollten deshalb im besten Fall mindestens zu zweit arbeiten (Kuhn: 23), um sich gegenseitig zu unterstützen, um Notizen anzufertigen und um Schlüsselthemen für kommende Veranstaltungen zu identifizieren. Multiplikator:innen sollten überdies gut auf ihre Aufgabe vorbereitet werden (Kuhn: 7; Podday: 40), da sie als sehr bedeutend für den Erfolg der Veranstaltungen beschrieben werden (Kuhn: 49; Podday: 50).

Methodisch empfehlen die Expertinnen neben einer PowerPoint-Präsentation insbesondere die Arbeit mit Fallbeispielen (Podday: 22) oder Positionspapieren (Podday: 6), um das Thema für die Teilnehmenden greifbar zu machen. Ergänzend wurde betont, dass ein Bericht einer Pflegefachperson aus dem Ausland mit bestehendem Kammersystem deren Relevanz verdeutlichen könnte (Kuhn: 31). Auch Informationsmaterialien zum Mitnehmen wurden von beiden Expertinnen empfohlen (Kuhn: 15, 43; Podday: 10).

Die beschriebenen Empfehlungen flossen gezielt in die Konzeption der Bildungsveranstaltung ein. Die Methodenauswahl wurde bewusst so gestaltet, dass sie niedrigschwellig, offen und aktivierend ist. Die Verwendung von Reflexionsfragen und Gruppendiskussionen soll zudem dazu beitragen, kollektive Deutungsprozesse anzustoßen. Widerstände und kontroverse Meinungen wurden gezielt eingebunden, indem gegensätzliche Positionspapiere diskutiert werden. Hierdurch wird auch der

Beutelsbacher Konsens (Überwältigungsverbot und Kontroversitätsgebot) gewahrt. Auch der Erfahrungsbericht aus dem Ausland konnte durch eine Videobotschaft einer deutsch-britischen Pflegefachperson eingebunden werden. Damit die Teilnehmenden eine Kontaktmöglichkeit für den Nachgang der Veranstaltung haben, wurde eine E-Mail-Adresse des Caritasverbandes Regensburg bereitgestellt. Die Übernahme des Seminars durch zwei Dozierende entspricht ebenso den Empfehlungen der Expertinnen.

Gleichzeitig mussten einige Anregungen der Expertinnen im Spannungsfeld mit den gegebenen Rahmenbedingungen angepasst oder zurückgestellt werden. So war eine Planung mit einer kleinen Teilnehmer:innenzahl pro Seminar in der konkreten Umsetzung aufgrund der Vorgaben der durchführenden Institution (bis zu 50 Personen pro Veranstaltung) nicht in vollem Umfang realisierbar. Ebenso war der Zeitrahmen mit 120 min begrenzt, was dazu führte, dass einige zentrale Aspekte wie die Strukturen des Gesundheitssystems oder der gesellschaftliche Kontext nur angedeutet, jedoch nicht ausführlich behandelt werden konnten. Auch weitere relevante Hintergründe wie historische Aspekte, horizontale Feindseligkeit, Zersplitterung oder Konfliktscheue, die sich aus der Literatur ergeben, konnten aus diesem Grund nicht aufgenommen werden. Zudem konnte die Empfehlung, aufbauende Workshops zu etablieren, in dieser Arbeit nicht aufgegriffen werden.

Besonders hervorzuheben ist die ausdrückliche Unterstützung der berufspolitischen Bildung und damit des hier entwickelten Seminars durch den Arbeitgeber Caritas, die zum jetzigen Zeitpunkt tendenziell eine Ausnahme darstellt. Eine Übertragung des Konzepts in andere Institutionen oder Settings kann daher mit Schwierigkeiten verbunden sein, da sie vom Willen der Arbeitgebenden abhängig ist (Kuhn: 22; Podday: 18) oder Hürden wie mangelnde Zeit sowie fehlende finanzielle Ressourcen (Vandenhouten et al., 2011) die Pflegefachpersonen davon abhalten könnten, sich eigenständig berufspolitisch zu bilden. Diese Aspekte machen deutlich, dass berufspolitische Bildungsarbeit nicht nur eine pädagogische, sondern auch eine strategisch-organisatorische Herausforderung darstellt.

Die fachdidaktische Konzeption war insofern herausfordernd, da bisher keine Didaktik der politischen Bildung in der Pflege existiert. Stellvertretend wurde die Konfliktanalyse nach Giesecke (1976) herangezogen, die aufgrund der zeitlichen Rahmenbedingungen und der variierenden Wissensstände der Teilnehmenden als durchaus passend erschien. Aus diesen Gründen wurden insbesondere die Erkenntnisse von Arabi et al. (2014), die Empfehlungen von Tomic & Wiesner (2013) für eine stufenweise und aufbauende Herangehensweise sowie die subjektorientierte Didaktik nach Ertl-Schmuck (2010) als Grundlage der didaktischen Planung genutzt.

Da beide Expertinnen die Wichtigkeit der Multiplikator:innen explizit benennen, wurden für deren optimales Onboarding mehrere Maßnahmen ergriffen. Aufgrund der Komplexität der Veranstaltung bzw. der Kontroversität des Themas erschien es wichtig, den Multiplikator:innen größtmögliche Starthilfe und Sicherheit in den Veranstaltungen zu geben. So erhalten diese neben einer Multiplikator:innenschulung und Hospitationsmöglichkeit jeweils auch eine pädagogische Handreichung, welche Informationen zu Zielsetzung und Zielgruppe, eine Rollenbeschreibung der

Multiplikator:innen, Erläuterungen zu Seminarverlauf und -inhalten, Empfehlungen für die Kommunikation und praktische Anleitungen für die verwendeten digitalen Tools enthält. Um die pädagogische Handreichung verfassen zu können, erfolgte vorab eine eingehende Betrachtung des Konzepts aus Anwender:innen-Perspektive, um mögliche Stolpersteine zu identifizieren. Es folgte überdies eine ausführliche Aufbereitung: Der Seminarverlaufsplan musste beispielsweise noch einmal überarbeitet werden und es erfolgte die Einrichtung einer gemeinsamen Cloud für die Zusammenarbeit der Multiplikator:innen. Häufig gestellte Fragen sollten als sog. Frequently-Asked-Questions-Papier (FAQ-Papier) in die pädagogische Handreichung aufgenommen werden. Dies steht aber derzeit noch aus. Um den Multiplikator:innen die didaktischen Denkhintergründe und die pädagogisch-wissenschaftlichen Grundlagen des Seminars zugänglich zu machen, wurde außerdem ein ‚Pflegedidaktisches Modell der politischen Bildung' (Abb. 7.1) entwickelt, welches die zuvor geschilderten, fachdidaktischen Zusammenhänge darstellt.

Die methodische Herangehensweise ermöglichte erste explorative Einblicke in ein wenig erforschtes Feld. Dennoch weist die Methodik dieser Arbeit neben ihren Stärken auch Schwächen auf. Als besondere Stärke ist hervorzuheben, dass die befragten Expertinnen durch ihre persönliche Beteiligung an der Gründung und dem Aufbau bestehender Pflegekammern über umfassende Erfahrungen in der Planung und Umsetzung von Informationsveranstaltungen zur Pflegekammer verfügen. Dies liefert wichtige Erkenntnisse bezüglich Vor- und Nachbereitung, methodischer Gestaltung, Inhalt, Multiplikation und dem Umgang mit verschiedenen Herausforderungen. Die Vorgehensweise bei der Datenerhebung ist transparent und nachvollziehbar beschrieben. Wenngleich die Intention der hier konzipierten Veranstaltung sich nicht gänzlich mit denen der bestehenden Pflegekammern deckt, so finden sich ausreichend Parallelen, die eine Übertragung vieler Erkenntnisse rechtfertigen. Dennoch müssen Einschränkungen hinsichtlich der Generalisierbarkeit gemacht werden. Die Beschränkung des Samplings auf lediglich zwei Expertinnen stellt eine Begrenzung der Reliabilität dar. Ein Pretest des Interviewleitfadens hätte hierzu möglicherweise die Validität noch weiter erhöhen können. Zu einem umfassenderen Erkenntnisgewinn wären Interviews mit Teilnehmenden von Informationsveranstaltungen der Pflegekammern RLP oder NRW sinnvoll gewesen, um deren Perspektive einbeziehen zu können. Des Weiteren hätten Interviews mit Vertreter:innen gescheiterter Pflegekammern oder mit weiteren Multiplikator:innen der bestehenden Kammern möglicherweise zusätzliche Erkenntnisse geliefert. Beides konnte aufgrund des beschränkten zeitlichen Rahmens dieser Arbeit nicht umgesetzt werden.

Aus der pflegewissenschaftlichen Analyse geht hervor, dass die Erreichung berufspolitischer Teilhabe vor dem Hintergrund der ausgeprägten und multifaktoriell bedingten politischen Inaktivität der Pflegenden (Steppe, 2000; Kuhn, 2016) und deren fehlender politischer Bildung (DBfK & BLGS, 2024; Vandenhouten et al., 2011) ein hochgestecktes Ziel ist. Es kann mit dem hier entwickelten Seminar nur angebahnt, jedoch nicht zur Gänze erreicht werden kann. Die begrenzte Dauer des Seminars erlaubt nur eine erste Auseinandersetzung mit berufspolitischen Grundlagen und Zusammenhängen, die jedoch als Basis für aufbauende Bildungsmaßnahmen bis hin zur Kompetenzentwicklung dienen kann (Arabi et al.,

2014). Insgesamt unterstreicht die Diskussion, dass politische Bildung in der Pflege kein bloßer Informationsauftrag ist, sondern ein emanzipatorischer Prozess, der auf die Stärkung des politischen Selbstverständnisses und der Handlungsmacht der Berufsgruppe abzielt. Die konzipierte Bildungsveranstaltung kann hierzu einen Beitrag leisten, muss aber als Teil eines größeren bildungspolitischen Auftrags – der dringend mehr Aufmerksamkeit braucht – verstanden werden.

Literatur

Arabi, A., Rafii, F., Cheraghi, M. A., & Ghiyasvandian, S. (2014). Nurses' policy influence: A concept analysis. *Iranian Journal of Nursing and Midwifery Research, 19*(3), 315–322.

DBfK & BLGS. (2024). Berufspolitische Bildung – Ergebnisse eines kollegialen Austauschs. Unveröff. Dokument.

Ertl-Schmuck, R. (2010). Subjektorientierte Pflegedidaktik. In I. R. Ertl-Schmuck & F. Fichtmüller (Hrsg.), *Theorien und Modelle der Pflegedidaktik: Eine Einführung* (S. 55–90). Juventa, Weinheim.

Giesecke, H. (1976). Didaktik der politischen Bildung (10. Aufl.). Juventa, München.

Hirt, J., Münch, M., Sticht, S., Fischer, U., Strobl, R., & Reuschenbach, B. (2016). Politische Partizipation von Pflegefachkräften (PolPaP) – Ergebnisse einer Online-Erhebung. *Pflege & Gesellschaft, 21*(4), 346–361.

Kellner, A. (2011). Von Selbstlosigkeit zur Selbstsorge: Eine Genealogie der Pflege. Lit Verlag, Berlin.

Kuhn, A. (2016). Die Errichtung einer Pflegekammer in Rheinland-Pfalz. Springer Fachmedien, Wiesbaden.

Steppe, H. (2000). Die Pflege und ihr gesellschaftspolitischer Auftrag. *Pflege, 13*, 85–90.

Tomic, P., & Wiesner, C. (2013). Politik in der Pflege. Dr. med. Mabuse, 9/10(205), 56–58.

Vandenhouten, C. L., Malakar, C. L., Kubsch, S., Block, D. E., & Gallagher-Lepak, S. (2011). Political participation of registered nurses. *Policy, Politics & Nursing Practice, 12*(3), 159–167. https://doi.org/10.1177/1527154411425189

Fazit und Ausblick

9

Inhaltsverzeichnis

Die Reflexion der bisher im Jahr 2025 realisierten Durchgänge des entwickelten Seminars zeigt deutlich, dass ein grundsätzliches Interesse an berufspolitischen Themen wie der Pflegekammer unter den Teilnehmenden vorhanden ist. Die Gruppen zeigten sich größtenteils aktiv und die Nutzung digitaler Tools wurde von der Zielgruppe gut angenommen. Auffällig ist, dass viele der Anwesenden höchstens oberflächliches Wissen zur Pflegekammer hatten. Auch hinsichtlich konkreter Möglichkeiten der politischen Beteiligung herrschte weitgehend Unsicherheit. Zudem fiel auf, dass viele gängige Argumente von Kammergegner:innen den Beteiligten noch nicht gänzlich bekannt waren. Bei kritischen Punkten wie der Pflichtmitgliedschaft, Pflichtbeiträgen und verpflichtenden Fortbildungen schien der offene Dialog über kontrastierende Standpunkte zur Pflegekammer für mehr Klarheit zu sorgen. Eine vom Plenum bemerkenswert häufig geäußerte Sorge betraf die fehlende Pflichtmitgliedschaft für Pflegefachhelfer:innen, die von vielen zunächst als Ungleichbehandlung zu deren Nachteil empfunden wurde. Durch die gemeinsame Reflexion der Verantwortlichkeit der mindestens dreijährig ausgebildeten Pflegefachpersonen sowie deren Vorbehaltsaufgaben schien das Verständnis für diesen Sachverhalt jedoch zu wachsen. Die ansonsten im Verlauf aufkommenden Fragen entsprachen weitestgehend den Erkenntnissen, die bereits aus den Interviews identifiziert worden waren. Besonders positiv hervorzuheben ist die bei einigen Teilnehmenden beobachtete Erkenntnis, dass die Pflege keineswegs machtlos ist. Diese Einsicht wirkte auf viele motivierend, was sowohl während als auch im Nachgang der Veranstaltungen deutlich wurde. Gleichzeitig gab es jedoch auch eher zurückhaltende Teilnehmende, bei denen keine Einschätzung zur Wirkung des Seminars möglich war, sowie einzelne Personen, die das Seminar sichtlich skeptisch verließen, ohne nochmals den Dialog mit den Multiplikator:innen zu suchen.

H. Igl et al., *Politische Partizipation in der Pflege*,
https://doi.org/10.1007/978-3-662-73507-7_9

Häufig wurde von den Teilnehmenden gegen Ende des Seminars gefragt, was die Pflegekammer denn nun ändern würde und was sie beruflich Pflegenden bringen kann. Den Teilnehmenden sollte dann klargemacht werden, dass dies vor allen Dingen Zeit braucht. Wenn wir uns in Deutschland in Pflegekammern organisieren, verschaffen wir sowohl uns als Berufsgruppe als auch den zu Pflegenden eine starke Stimme – eine Stimme, die wir derzeit nicht haben. Das Video und die Perspektive der Pflegenden aus Großbritannien zeigen eindrücklich, dass Pflegekammern etwas bewirken können. Das geht aber nicht, wenn nur ein Bruchteil der Bundesländer diesen Weg geht. Aller Anfang ist also schwer.

Im Verlauf der Veranstaltungen zeigte sich weiterhin, dass die zeitliche Planung flexibel gehandhabt werden muss. Die Dynamik innerhalb der Gruppen sowie die Anzahl und Tiefenschärfe der Fragen – vor dem Hintergrund des als elementar eingeschätzten Dialogs – machten es erforderlich, spontan Anpassungen vorzunehmen. Für zukünftige Durchführungen wird es daher wichtig sein, dass Multiplikator:innen entsprechende Flexibilität mitbringen und in dieser Hinsicht auch geschult werden. Aufgrund des geringen Vorwissens der Teilnehmenden erschien es sinnvoll, den informativen Einstieg des Seminars mit anschaulichen Erläuterungen und Beispielen zu ergänzen. Dadurch wird in diesem Abschnitt mehr Zeit benötigt als ursprünglich vorgesehen.

Insgesamt äußerten die Teilnehmenden den Wunsch nach mehr Bildungsformaten dieser Art. Sie schätzten die Möglichkeit, sich mit berufspolitischen Fragen auseinanderzusetzen, die im Berufsalltag oft zu kurz kommen.

Abschließend kann festgehalten werden, dass das hier entwickelte Seminar ein erster Schritt zur Entwicklung berufspolitischer Teilhabe sein kann. Eine zentrale Erkenntnis ist, dass interaktive, dialogische und niederschwellige Bildungsangebote auf Augenhöhe Pflegefachpersonen am wirksamsten dazu anstoßen können, ihre berufliche Rolle kritisch zu reflektieren und erste Schritte in Richtung berufspolitischen Engagements zu gehen. Um dies mit Sicherheit sagen zu können und um das Angebot weiter optimieren zu können, wäre eine wissenschaftliche Evaluation dieser Veranstaltung, beispielsweise durch eine Follow-up-Befragung der Teilnehmenden, sinnvoll.

Zudem ergeben sich aus den Ergebnissen der Arbeit für die pflegepädagogische Praxis mehrere zentrale Handlungsempfehlungen. Es zeigt sich, dass das hier erarbeitete Bildungskonzept lediglich ein Impuls sein kann und weitere aufbauende Bildungsangebote entwickelt werden müssen, um wichtige Hintergründe und Zusammenhänge vermitteln zu können, ohne die eine politische Teilhabe nicht möglich ist. Diese Erkenntnis bestätigt, dass berufspolitische Bildung ein langfristiger, systematischer Prozess sein muss (DBfK & BLGS, 2024). Für zukünftige Konzeptionen erscheint es daher sinnvoll, die Ergebnisse dieser Arbeit in ein modular aufgebautes, mehrteiliges Bildungsangebot zu überführen, das eine nachhaltigere Auseinandersetzung mit den komplexen Ursachen und Folgen politischer Inaktivität in der Pflege ermöglicht. Als nächster Schritt ist von den Autor:innen daher vorerst die Entwicklung eines aufbauenden Tagesseminars vorgesehen, das die Reflexion im ‚World Café‘ wieder aufnimmt und die Inhalte des Formats vertieft.

Darüber hinaus wurde das Desiderat einer spezifischen Didaktik der politischen Bildung in der Pflege erkennbar. Die in dieser Arbeit angestellten fachdidaktischen Überlegungen und die entsprechend entwickelte pflegedidaktische Grundstruktur zur politischen Bildung (Abb. 7.1) können als Ausgangspunkt für weitere pflegedidaktische Forschung dienen.

Langfristig kann berufspolitische Bildung nur dann ihre volle Wirksamkeit entfalten, wenn sie nicht als Zusatzangebot, sondern als selbstverständlicher Bestandteil professioneller Pflege verstanden wird. Die hier entwickelte Bildungsveranstaltung kann dafür ein Auftakt sein – die strukturelle Verankerung steht jedoch noch aus.

Literatur

DBfK & BLGS. (2024). Berufspolitische Bildung – Ergebnisse eines kollegialen Austauschs. Unveröff. Dokument.

Kolibri 360 GmbH
Ferdinand-Jühlke-Straße 7
99095 Erfurt, Deutschland
produktsicherheit@kolibri360.de